MATHÉMATIQUES PHARMACIE

Consulter nos catalogues sur le web

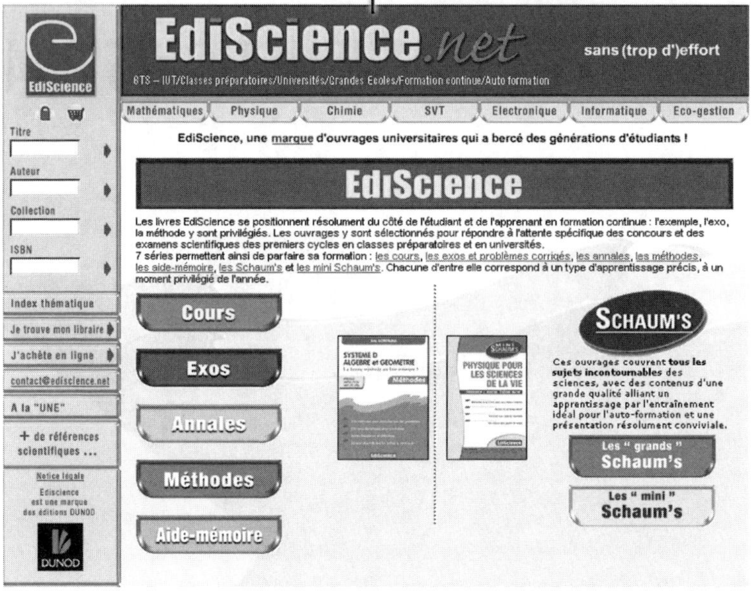

MATHÉMATIQUES PHARMACIE

50 % cours + 50 % exos

Elie Azoulay
Ancien professeur à l'université Paris-Sud Orsay

11e édition

EdiScience

ISBN 2 10 050671 4

Avant-propos

Le présent ouvrage en est à sa onzième édition revue et augmentée.

Il est essentiellement destiné aux étudiants de première année de pharmacie et à ceux préparant certains concours d'écoles biologiques ou du P.C.E.M.

Son objectif est double :

– d'une part, présenter succinctement l'essentiel du cours mais dans de justes proportions (ni formulaire ni cours in extenso) pour permettre à l'étudiant de faire le point de ses connaissances et de distinguer l'essentiel de l'accessoire ou du superflu ;

– d'autre part, proposer, grâce aux exercices particulièrement nombreux et variés, de difficulté croissante et seuls garants d'une assimilation de l'essentiel, un entraînement suffisant pour la préparation des épreuves de concours.

Quelle que soit sa formation antérieure et même s'il aborde les études supérieures sans avoir suivi une terminale C, l'étudiant doit, dès cette première année, acquérir un certain nombre de techniques opératoires relativement élémentaires. Elles concernent le calcul intégral et ses applications diverses, les suites et séries, les approximations que permettent les développements limités, l'exploitation concrète de résultats expérimentaux qui, dans le domaine biologique, sont souvent régis par des lois de type exponentiel ou logarithmique, les fonctions de plusieurs variables et leurs applications dans les calculs d'incertitudes, l'algèbre linéaire et la résolution de systèmes d'équations.

Cette liste n'est d'ailleurs pas limitative du fait que chaque enseignant fait les choix qui lui sont propres, lesquels conduisent à voir apparaître ici les séries de Fourier, là l'extension de la notion d'intégrale définie, enfin ailleurs des développements, un peu à la limite des besoins réels il est vrai, tels ceux en algèbre linéaire relatifs aux formes quadratiques.

Nous aussi avons dû opérer un choix que la table des matières ci-après explicite.

Certains exercices traités ont fait l'objet d'épreuves du concours d'entrée en première année de pharmacie : c'est le cas en particulier dans le chapitre portant sur l'exploitation des résultats expérimentaux dont l'importance est essentielle.

L'auteur remercie par avance le lecteur pour les critiques ou suggestions qu'il voudra bien lui faire et les éditions Ediscience pour le soin — coutumier — qu'elles ont apporté à la fabrication et à la présentation de cet ouvrage.

Table des matières

CHAPITRE 1

NOMBRES COMPLEXES

DÉFINITION

L'ensemble des nombres complexes est l'ensemble $\mathbb{C}$ des couples $(a, b) \in \mathbb{R}^2$ muni des deux lois

- Somme : $(a, b) + (a', b') = (a + a', b + b')$
- Produit : $(a, b) \cdot (a', b') = (aa' - bb', ab' + a'b)$

Si on pose $i = (0, 1)$ alors $i^2 = (-1, 0)$

$$z = (a, b) = a + bi$$

$$a = \mathrm{Re}(z) \qquad \text{et} \qquad b = \mathrm{Im}(z)$$

REPRÉSENTATION

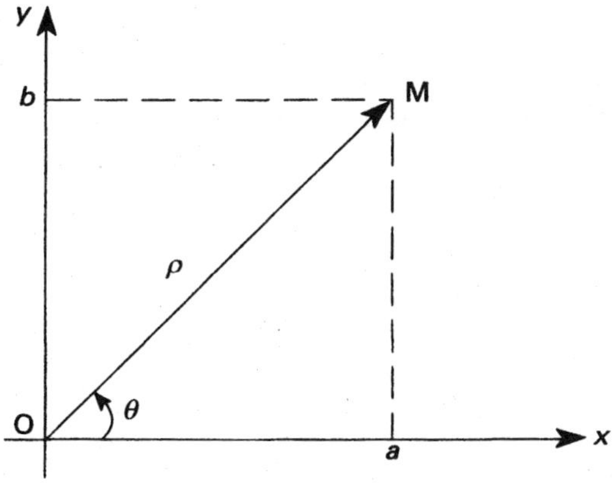

M est l'affixe de z.

MODULE. ARGUMENT

L'angle $\theta = (\mathrm{O}x, \mathrm{OM})$ est **l'argument** de z. Il est défini à $2\,\mathrm{K}\pi$ près.

Le **module** de z est la longueur du vecteur $\overrightarrow{\mathrm{OM}}$. On la désigne par

$$\rho = |z| = |\mathrm{OM}| = \sqrt{a^2 + b^2}$$

$$a = \rho \cos \theta, \qquad b = \rho \sin \theta \qquad \text{et} \qquad \text{tg}\, \theta = \frac{b}{a}$$

la forme trigonométrique est :

$$z = \rho\,(\cos \theta + i \sin \theta)$$

et en posant $e^{i\theta} = \cos \theta + i \sin \theta$, $\quad z = \rho\, e^{i\theta}$

Si $Z = z_1 \,.\, z_2$

$$|Z| = \rho_1 \,.\, \rho_2 \qquad \text{et} \qquad \text{Arg}\, Z = \theta_1 + \theta_2$$

avec $\quad z_1 = \rho_1 (\cos \theta_1 + i \sin \theta_1) \quad$ et $\quad z_2 = \rho_2 (\cos \theta_2 + i \sin \theta_2)$

Cette règle donnant le produit d'un nombre quelconque de nombres complexes, il s'en suit que :

(formule de Moivre)

1) $$\boxed{(\cos \theta + i \sin \theta)^n = \cos n\theta + i \sin n\theta}$$

2) $z^n = 1$ conduit aux ***n* racines distinctes de l'unité** :

$$z = \cos \frac{2\,\text{K}\pi}{n} + i \sin \frac{2\,\text{K}\pi}{n}$$

$$\text{K} \in \{0, 1, 2, ..., n-1\}$$

CONJUGUÉ $\bar{z}$ D'UN NOMBRE COMPLEXE z

$$\bar{z} = a - ib$$

Les images de z et $\bar{z}$ sont symétriques par rapport à Ox et

$$\overline{z_1 + z_2} = \bar{z}_1 + \bar{z}_2$$

$$\overline{z_1 \,.\, z_2} = \bar{z}_1 \,.\, \bar{z}_2$$

$$\overline{z^n} = (\bar{z})^n$$

FORMULES D'EULER

$$e^z = e^{x+iy} = e^x \,.\, e^{iy} = e^x (\cos y + i \sin y)$$

$$\boxed{\begin{aligned} \cos y &= \frac{e^{iy} + e^{-iy}}{2} \\ \sin y &= \frac{e^{iy} - e^{-iy}}{2i} \end{aligned}}$$

EXERCICES

ÉNONCÉS

1. Calculer les racines cubiques du nombre complexe $-i$.

2. Montrer que les solutions de l'équation

$$(z-2)^5 = z^5$$

ont leurs images alignées dans le plan complexe.

3. Résoudre l'équation

$$z^2 - 2\,iz + 2 - 4\,i = 0$$

4. Soit l'équation du second degré

$$Z^2 - 2\,(\cos\theta + i\sin\theta)\,Z + 1 = 0$$

1) Montrer que ses racines Z′ et Z″ ont leurs modules inverses l'un de l'autre et leurs arguments opposés.
2) M′ et M″ étant les images de Z′ et Z″, quel est le lieu du milieu M du segment M′M″ lorsque θ varie ?
3) Pour quelles valeurs de θ, Z′ et Z″ seront toutes deux imaginaires pures ? réelles ?

5. Déterminer z qui vérifie $\begin{cases} |z| = |z-2| \\ \arg z = \arg(z+3+i) \end{cases}$

SOLUTIONS

1. $-i$ a pour module 1 et pour argument $-\dfrac{\pi}{2} + 2\,K\pi$. Donc

$$z_1 = \cos\left(-\frac{\pi}{6}\right) + i\sin\left(-\frac{\pi}{6}\right) = \frac{\sqrt{3}}{2} - \frac{i}{2}$$

$$z_2 = \cos\left(-\frac{\pi}{6} + \frac{2\,\pi}{3}\right) + i\sin\left(-\frac{\pi}{6} + \frac{2\,\pi}{3}\right) = i$$

$$z_3 = \cos\left(-\frac{\pi}{6} + \frac{4\,\pi}{3}\right) + i\sin\left(-\frac{\pi}{6} + \frac{4\,\pi}{3}\right) = -\frac{\sqrt{3}}{2} - \frac{i}{2}.$$

2. L'équation $(z-2)^5 = z^5$ s'écrit encore

$$\frac{z-2}{z} = e^{\frac{2iK\pi}{5}}$$

on en tire $z\left(1 - e^{\frac{2iK\pi}{5}}\right) = 2$ soit en multipliant par $e^{\frac{-iK\pi}{5}}$

$$z \cdot \left(e^{\frac{-iK\pi}{5}} - e^{\frac{iK\pi}{5}}\right) = 2\, e^{\frac{-iK\pi}{5}}$$

$$-2\, zi \sin \frac{K\pi}{5} = 2\left(\cos \frac{K\pi}{5} - i \sin \frac{K\pi}{5}\right)$$

soit

$$z = 1 + i \operatorname{cotg} \frac{K\pi}{5}$$

Les images sont alignées sur la droite $x = 1$.

---

3. Les racines de cette équation du second degré sont :

$$z = i \pm \sqrt{4\,i - 3}$$

Calculons les racines carrées de $4\,i - 3$.

Soit $(x + iy)^2 = 4\,i - 3 \Rightarrow x^2 - y^2 = -3$ et $xy = 2$ ou encore

$$\begin{cases} x^2 + [-y^2] = -3 \\ x^2[-y^2] = -4 \end{cases}$$

et puisqu'on connaît leur somme et leur produit x^2 et $-y^2$ sont racines de

$$u^2 + 3\,u - 4 = 0 \qquad \text{soit} \qquad u_1 = 1 \qquad \text{et} \qquad u_2 = -4$$

On a nécessairement $x^2 = 1$ et $y^2 = 4$. La condition $xy = 2$ entraîne que les racines sont $1 + 2\,i$ et $-1 - 2\,i$. Donc

$$z = i \pm (1 + 2\,i)\,; \qquad z_1 = 1 + 3\,i\,; \qquad z_2 = -1 - i.$$

---

4. 1) Le produit des racines de l'équation proposée est

$$Z' \,.\, Z'' = 1$$

d'où

$$Z' = \frac{1}{Z''}$$

Par conséquent $\quad |Z'| = \frac{1}{|Z''|} \quad$ et $\quad \operatorname{Arg} Z' + \operatorname{Arg} Z'' = 0.$

2) L'affixe du point M est $r = \cos\theta + i \sin\theta$.

Lorsque θ varie M décrit le cercle unité dans le plan complexe.

3) Si Z′ et Z″ sont imaginaires pures, M est sur l'axe Oy ; son argument est nécessairement de la forme

$$\theta = \frac{\pi}{2} + K\pi \qquad (K \in Z)$$

l'équation devient $z^2 - 2\,i(-1)^K + 1 = 0$ qui admet la racine double $(-1)^K\,i$ qui est effectivement imaginaire pure.

Si Z′ et Z″ sont réels, alors M appartient à l'axe réel et

$$\theta = K\pi \qquad (K \in Z).$$

Alors $$z^2 - 2(-1)^K z + 1 = 0$$

qui admet la racine double réelle + 1 ou – 1 (K pair ou impair).

---

5. Soit A le point d'affixe 2. La condition

$$|z| = |z - 2| \text{ équivaut à } OM = AM$$

et M appartient à la médiatrice de OA ($x = 1$).

Soit B le point d'affixe $-3 - i$. On a $(\overrightarrow{Ox}, \overrightarrow{OM}) = (\overrightarrow{Ox}, \overrightarrow{BM})\ [2\pi]$ et donc les *demi-droites* OM et BM sont confondues. M est donc à l'intersection de OB et de la médiatrice de OA.

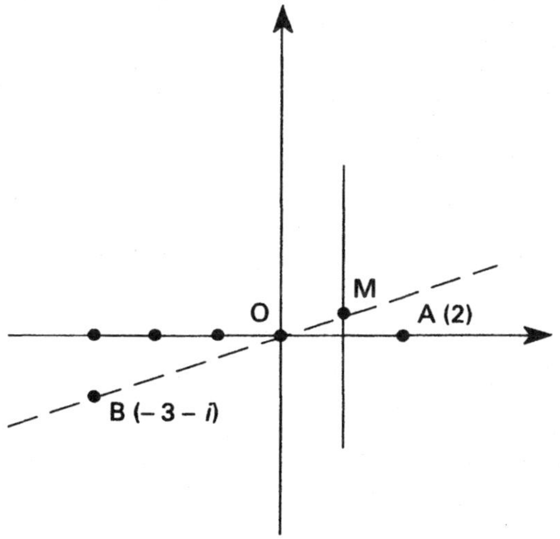

On s'assure que $\overrightarrow{BM}$ et $\overrightarrow{OM}$ ont même sens. On trouve $x = 1$ et $y = \frac{1}{3}$:

$$z = 1 + \frac{i}{3}$$

CHAPITRE 2

SUITES NUMÉRIQUES

NOTATIONS ET DÉFINITIONS

Une suite numérique réelle définie sur $\mathbb{N}$ est une application U de $\mathbb{N}$ dans $\mathbb{R}$.

L'image par U de $n \in \mathbb{N}$ est notée U_n, terme général de la suite (U_n).

Une suite (U_n) est définie soit par la fonction $f(n)$ qui pour tout n permet le calcul de U_n, soit par une relation de récurrence liant U_n aux termes précédents tels que U_{n-1} (pour U_0 donné) ou U_{n-1} et U_{n-2} (pour U_0 et U_1 donnés).

SUITES ARITHMÉTIQUES

Une **suite arithmétique** (ou **progression arithmétique**) est une suite de nombres définie par le premier terme U_1 et par $U_n = U_{n-1} + r$ (r est appelé la raison). Donc d'une façon générale

$$U_n = U_1 + (n-1)\,r$$

$\forall\, n \in \mathbb{N}^* - \{1\}$, la somme S_n des n premiers termes est :

$$S_n = U_1 + U_2 + \ldots + U_n = \frac{n\,(U_1 + U_n)}{2} = \frac{n}{2}\,[2\,U_1 + (n-1)\,r]$$

SUITES GÉOMÉTRIQUES

Une **suite géométrique** (ou **progression géométrique**) est définie par le premier terme U_1 et par la relation $U_n = U_{n-1} \times q$ (q appelé la raison), soit

$$U_n = U_1\,q^{n-1}$$

$\forall\, n \in \mathbb{N}^* - \{1\}$ **la somme S_n des n premiers termes** est :

$$S_n = U_1 + U_2 + \ldots + U_n = a\,\frac{1-q^n}{1-q}$$

S_n n'a de limite finie que si $|\,q\,| < 1$ (voir séries numériques).

SUITES MONOTONES

- Une suite U_n est dite **strictement croissante** si et seulement si

$$\forall n \in \mathbb{N} \qquad U_{n+1} > U_n$$

(et croissante si $U_{n+1} \geqslant U_n$).

- Une suite est dite strictement **décroissante** si

$$\forall n \in \mathbb{N} \qquad U_{n+1} < U_n$$

(et décroissante si $U_{n+1} \leqslant U_n$).

SUITES BORNÉES

Une suite est dite

- **majorée** lorsque : $\exists\, M \in \mathbb{R} \,/\, \forall\, n \in \mathbb{N}, \quad U_n \leqslant M$(*)
- **minorée** lorsque : $\exists\, m \in \mathbb{R} \,/\, \forall\, n \in \mathbb{N}, \quad U_n \geqslant m$
- **bornée** lorsque : $\exists\, A \in \mathbb{R}_+ \,/\, \forall\, n \in \mathbb{N}, \quad |U_n| \leqslant A$

LIMITE

U_n a pour limite ℓ ($\ell \in \mathbb{R}$) quand $n \to \infty$ si et seulement si, quel que soit le réel ε strictement positif donné, on sait trouver un rang N à partir duquel $|U_n - \ell|$ est inférieur à ce réel ε :

$$\forall\, \varepsilon > 0 \quad \exists\, N \in \mathbb{N} \,/\, n > N \Rightarrow |U_n - \ell| < \varepsilon$$

U_n est dit **converger** vers ℓ si U_n a pour limite ℓ.

U_n **diverge** si $U_n \to \pm\infty$ ou si U_n n'admet aucune limite.

THÉORÈME FONDAMENTAL DE CONVERGENCE DES SUITES

- Toute suite croissante et majorée est convergente.
- Toute suite décroissante et minorée est convergente.

Lien avec la continuité d'une fonction.

Si la suite U_n définie pour $n \geqslant n_0$ prend ses valeurs dans un intervalle I ($U_n \in I$), si de plus $\lim\limits_{n \to \infty} U_n = \ell$, pour toute fonction continue f,

$$\lim_{n \to \infty} f(U_n) = f(\ell)$$

(*) Se lit « lorsque existe M appartenant à $\mathbb{R}$ tel que, quel que soit n appartenant à $\mathbb{N}$, $U_n \leqslant M$ ».

Pour les suites définies par une formule de récurrence $U_{n+1} = f(U_n)$, U_0 donné, si $\lim_{n\to\infty} U_n = \ell$ et si f est continue en ℓ alors

$$\ell = f(\ell).$$

EXERCICES

ÉNONCÉS

1. Calculer lorsqu'elles convergent, les limites des suites :

1) $U_n = n - \sqrt{n^2 - n}$;

2) $U_n = \sqrt{n(n+a)} - n$;

3) $U_n = n + \sqrt[3]{1 - n^3}$;

4) $U_n = \dfrac{n}{2} \sin \dfrac{n\pi}{2}$;

5) $U_n = \dfrac{\sin^2 n - \cos^3 n}{n}$.

2. On considère la suite $U_n = U_{n-1} + \dfrac{1}{U_{n-1}}$ avec $U_0 = 1$.

1) Montrer que U_n n'a pas de limite finie.

2) Montrer que $\lim_{n\to\infty} U_n = +\infty$.

3. Étudier la suite $U_n = \sqrt{1 + U_{n-1}}$ avec $U_0 = \sqrt{3}$.

4. U_n est définie par $U_n = \ln(1 + U_{n-1})$ avec $U_0 > 0$

Chercher la limite de U_n.

SOLUTIONS

1. 1) $U_n = \dfrac{n}{n + \sqrt{n^2 - n}} = \dfrac{1}{1 + \sqrt{1 - 1/n}} \to \dfrac{1}{2}$ lorsque $n \to \infty$.

2) $U_n = \dfrac{n(n+a) - n^2}{\sqrt{n(n+a)} + n} = \dfrac{a}{1 + \sqrt{1 + a/n}} \to \dfrac{a}{2}$ lorsque $n \to \infty$.

3) $n + \sqrt[3]{1 - n^3} = \dfrac{1}{n^2 - n(1-n^3)^{1/3} + (1-n^3)^{2/3}} \to 0$ lorsque $n \to \infty$.

4) Suite divergente car pour $n = 4p + 1$ $U_n = 2p + \dfrac{1}{2}$ et tend vers l'infini avec p.

5) $|U_n| < \dfrac{2}{n}$ donc $U_n \to 0$.

2. 1) Si une limite finie existait pour U_n, elle serait unique et devrait vérifier l'équation $\ell = \ell + \frac{1}{\ell}$, soit $\frac{1}{\ell} = 0$ qui n'a pas de solution.

2) Montrons que la suite est croissante ; $U_0 \geqslant 1 \to U_1 \geqslant 1$.

Supposons $U_{n-1} \geqslant 1$ alors $U_n \geqslant 1$ $\forall\, n$ ce qui montre de plus que $U_n > U_{n-1}$.

La suite U_n est croissante et non bornée (car elle serait alors convergente) et $U_n \to \infty$ quand $n \to \infty$.

---

3. Montrons, par récurrence, que U_n est une suite décroissante et bornée :

$$U_1 = \sqrt{1+\sqrt{3}} < U_0$$

$$U_2 = \sqrt{1+U_1} < \sqrt{1+U_0} \quad \text{ou} \quad U_2 < U_1$$

Généralisons par récurrence :

supposons $U_n < U_{n-1}$

alors $$U_{n+1} = \sqrt{1+U_n} < \sqrt{1+U_{n-1}} \quad \text{soit} \quad U_{n+1} < U_n$$

D'autre part U_n est borné inférieurement : on a $U_0 > 1$, $U_1 > 1$; supposons $U_n > 1$

$$U_{n+1} = \sqrt{1+U_n} > \sqrt{2} \quad \Rightarrow \quad \forall\, n \quad U_n > 1$$

U_n admet donc une limite ℓ qui vérifie $\ell = \sqrt{1+\ell}$.

En élevant au carré, on obtient l'équation $\ell^2 - \ell - 1 = 0$ dont les racines sont $\frac{1 \pm \sqrt{5}}{2}$.

Seule est à retenir la racine positive, puisque $U_n > 1$; la limite ℓ est donc

$$\ell = \frac{1+\sqrt{5}}{2}$$

L'étude graphique conduit à construire le graphe de $y = \sqrt{1+x}$ dont l'intersection avec $y = x$ est le point d'abscisse ℓ.

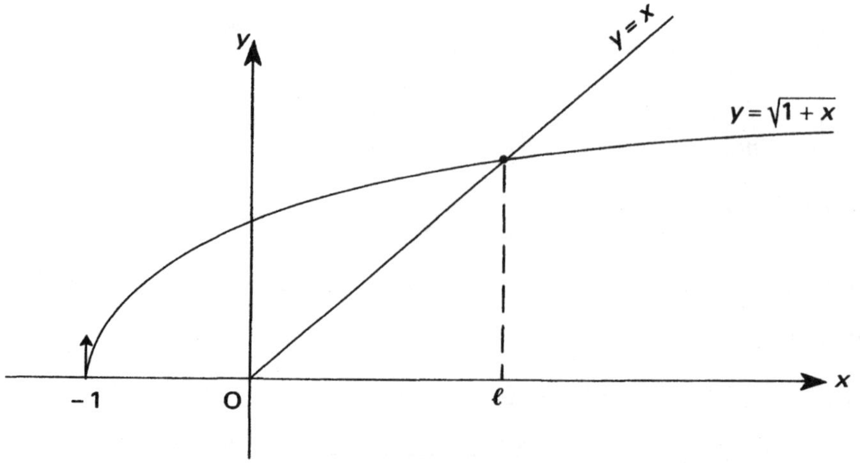

4. $U_1 > 0$, si $U_{n-1} > 0$, $\ln(1 + U_{n-1}) > 0$

Donc $\forall\, n$, $U_n > 0$

$$U_n - U_{n-1} = \ln(1 + U_{n-1}) - U_{n-1}$$

Posons $f(x) = \ln(1 + x) - x$

$f(x)$ est définie et dérivable sur $]-1, +\infty[$. Sa dérivée est $f'(x) = \dfrac{-x}{1+x}$ et $f'(x) < 0$ pour $x \in\,]0, +\infty[$. $f(x)$ est strictement décroissante. Or $f(0) = 0$ donc $f(x) < 0$. On en conclut que $U_n - U_{n-1} = f(U_{n-1}) < 0$.

La suite U_n considérée est strictement décroissante et minorée par 0, elle admet donc une limite $\ell \geqslant 0$ qui doit vérifier

$$\ell = \ln(1 + \ell)$$

Seule convient la valeur $\ell = 0$.

CHAPITRE 3

A GÉNÉRALITÉS SUR LES FONCTIONS D'UNE VARIABLE

INTERVALLE DE DÉFINITION

La fonction $f(x)$ est définie dans un intervalle $[a, b]$ si, quel que soit x vérifiant $a \leqslant x \leqslant b$, il est possible de calculer $f(x)$.

Exemples : $x \mapsto \sqrt{1 - x^2}$ n'est définie que si $1 - x^2 \geqslant 0$ soit pour $-1 \leqslant x \leqslant +1$.

$$x \mapsto \frac{1}{2x + 1} \quad \text{n'est pas définie pour} \quad x = -\frac{1}{2}.$$

SENS DE VARIATION

$f(x)$ est croissante dans l'intervalle $[a, b]$ si, pour x_1 et x_2 appartenant à $[a, b]$, $\dfrac{f(x_2) - f(x_1)}{x_2 - x_1} > 0$, décroissante si $\dfrac{f(x_2) - f(x_1)}{x_2 - x_1} < 0$.

Le signe de la dérivée renseigne sur le sens de variation de $f(x)$:

si $f'(x) > 0$ la fonction est croissante;

si $f'(x) < 0$ la fonction est décroissante.

LIMITE

$f(x)$ admet pour limite l lorsque $x \to x_0$, si à tout nombre $\varepsilon > 0$ arbitrairement petit, on peut associer un nombre η tel que,

$$|x - x_0| < \eta \Rightarrow |f(x) - l| < \varepsilon.$$

CONTINUITÉ

$f(x)$ est continue au point d'abscisse x_0 si elle est définie pour $x = x_0$ ($f(x_0)$ existe), et si de plus, lorsque $x \to x_0$, $f(x) \to f(x_0)$.

SYMÉTRIES

– Fonction paire si $f(x) = f(-x)$ ex. $\begin{cases} f(x) = x^2 \\ f(x) = \cos x \end{cases}$

la courbe représentative est symétrique par rapport à l'axe Oy.

– Fonction impaire si $f(-x) = -f(x)$ ex. $\begin{cases} f(x) = x^3 + 2x \\ f(x) = \sin x - \dfrac{x^2}{\operatorname{tg} x} \end{cases}$

la courbe représentative est symétrique par rapport à l'origine des coordonnées.

PÉRIODICITÉ

Une fonction périodique et de période T est telle que :

$$f(x + T) = f(x)$$

$$\text{exemples} \begin{cases} \sin x \text{ admet } 2\pi \text{ comme période} \\ \cos 5x \quad » \quad \dfrac{2\pi}{5} \quad » \\ \operatorname{tg} \dfrac{x}{3} \quad » \quad 3\pi \quad » \end{cases}$$

ASYMPTOTES

Si, lorsque $x \to x_0$, $f(x) \to \infty$ la droite $x = x_0$ est une asymptote de $f(x)$.

Exemples

Pour $f(x) = \operatorname{tg} x$, $x = \dfrac{\pi}{2}$ $\left(\text{et plus généralement } x = \dfrac{\kappa\pi}{2}\right)$ est une asymptote.

$$f(x) = \frac{2x + 1}{2x - 1} \qquad x = \frac{1}{2} \text{ est asymptote.}$$

Si, lorsque $x \to \infty$, $y \to y_0$ la droite $y = y_0$ est une asymptote.

Pour $f(x) = \dfrac{2x + 1}{2x - 1}$, si $x \to \pm\infty$ $f(x) \to 1$ la courbe est asymptote à la droite $y = 1$.

Enfin, si x et y tendent vers l'infini simultanément on peut chercher s'il existe une asymptote oblique de la forme $y = ax + b$.

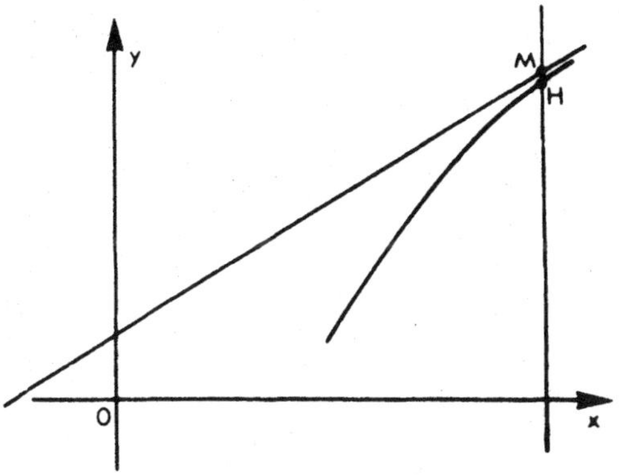

Dans ce cas, lorsque $x \to \infty$,

$$\frac{f(x)}{x} = a + \frac{b}{x}$$

tend vers a, et b se détermine comme limite, lorsque $x \to \infty$ de

$$f(x) - ax.$$

Exemple $f(x) = \dfrac{x^3 + 5x^2 + 1}{2x^2}$

$$\frac{f(x)}{x} = \frac{x^3 + 5x^2 + 1}{2x^3}$$

tend vers $\frac{1}{2}$ lorsque $x \to \infty$ et $f(x) - ax = f(x) - \frac{x}{2} = \frac{5x^2 + 1}{2x^2}$ tend vers $\frac{5}{2}$ lorsque x tend vers ∞.

L'asymptote est donc $y = \dfrac{x + 5}{2}$.

Enfin suivant que la projection sur Oy de $\overline{\mathrm{MH}} = f(x) - (ax + b)$ sera positive ou négative, on déduira la position de la courbe par rapport à son asymptote.

NOTION DE FONCTION INVERSE OU RÉCIPROQUE

Dans tout domaine où une fonction $f(x)$ est définie, continue et strictement monotone (c'est-à-dire toujours croissante ou toujours décroissante), on peut définir une fonction $x = g(y)$ dite réciproque de $y = f(x)$, permettant de calculer x pour toute valeur de y.

PROPRIÉTÉS

1. La fonction réciproque $x = g(y)$ est définie continue et strictement monotone.

2. Les courbes représentatives des fonctions $f(t)$ et $g(t)$ sont symétriques par rapport à la 1re bissectrice.

3. Si $f(x)$ et $g(x)$ sont deux fonctions réciproques, (ce qui est traduit par l'écriture $y = f(x) \rightleftarrows x = g(y)$) la dérivée de y par rapport à x, $\dfrac{dy}{dx}$ est l'inverse de la dérivée de x par rapport à y, $\frac{dx}{dy}$:

si $y_0 = f(x_0)$ $$\boxed{f'(x_0) \cdot g'(y_0) = 1}$$

Exemples de fonctions réciproques

$$y = 5x \rightleftarrows x = \frac{y}{5}$$

$$y = x^2 \rightleftarrows \begin{cases} x = \sqrt{y} & \text{pour} \quad x > 0 \\ x = -\sqrt{y} & \text{pour} \quad x < 0. \end{cases}$$

En effet $y = x^2$ est monotone croissante pour $x > 0$ et monotone décroissante pour $x < 0$. Il lui correspond donc une fonction réciproque dans chacun de ces deux domaines.

On étudiera les fonctions réciproques de sin x, cos x, et tg x qui sont arc sin x, arc cos x, arc tg x ainsi que deux familles importantes de fonctions réciproques a^x et $\log_a x$.

B DÉRIVÉE ET DIFFÉRENTIELLE D'UNE FONCTION D'UNE VARIABLE

DÉFINITION

La dérivée de $f(x)$ est la limite, si elle existe, du rapport des accroissements $\frac{\Delta f}{\Delta x}$ lorsque Δx tend vers zéro.

$$f'(x) = \lim_{\Delta x \to 0} \frac{\Delta f}{\Delta x}$$

La fonction $f'(x)$ ainsi définie, est la fonction dérivée de $f(x)$.

SIGNIFICATION GÉOMÉTRIQUE DE LA DÉRIVÉE

$$\text{tg } \alpha = f'(x_0)$$

La pente de la tangente au point d'abscisse x_0 de la courbe représentative de $x \mapsto f(x)$, est $f'(x_0)$.

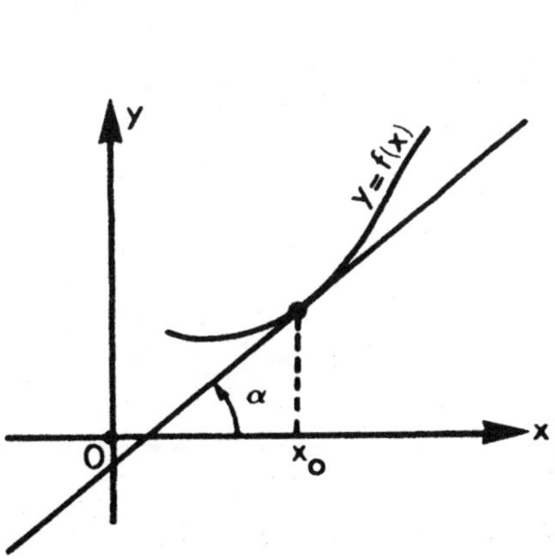

FORMULES GÉNÉRALES RELATIVES AUX DÉRIVÉES

Si $u(x)$ et $v(x)$ sont dérivables

$$\begin{array}{|ll|} f = u + v & \to f' = u' + v' \\ f = u \cdot v & \to f' = u'v + v'u \\ f = \dfrac{u}{v} & \to f' = \dfrac{vu' - uv'}{v^2} \end{array}$$

DÉRIVÉE D'UNE FONCTION COMPOSÉE

Si $y = f(u)$, et $u = \varphi(x)$ est dérivable par rapport à x,

$$\boxed{y'_x = y'_u \cdot u'_x}$$

résultat qu'on peut mémoriser sous la forme

$$[f \circ u\,(x)]' = (f' \circ u)\,(x) \cdot u'(x)$$

et en particulier $[u^n(x)]' = nu^{n-1}\,u'$.

DÉRIVÉES DES FONCTIONS INVERSES OU RÉCIPROQUES

Si $x \mapsto f(x)$ et $y \mapsto g(y)$ sont deux fonctions inverses, pour tout couple (x_0, y_0) tel que $y_0 = f(x_0)$

$$\boxed{f'(x_0) \cdot g'(y_0) = 1}$$

DIFFÉRENTIELLE

Si x est une variable indépendante, sa différentielle dx est un accroissement arbitraire de x

Si $y = f(x)$

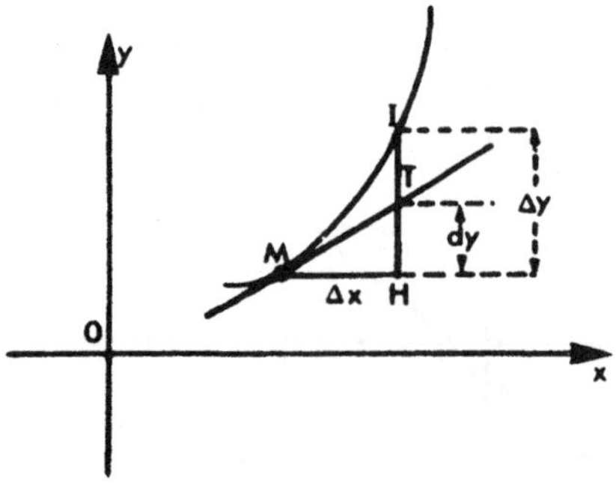

$$\boxed{\mathrm{d}y = f'(x)\,\mathrm{d}x}.$$

Cette formule est valable que x soit la variable indépendante ou non.

DÉRIVÉES ET DIFFÉRENTIELLES DES FONCTIONS SIMPLES

Voir tableau général page 103.

Fonctions	Dérivées	Différentielles
constante	0	0
x	1	$\mathrm{d}x$
x^2	$2x$	$2x\,\mathrm{d}x$
x^n	nx^{n-1}	$nx^{n-1}\,\mathrm{d}x$
$\sin x$	$\cos x$	$\cos x\,\mathrm{d}x$
$\cos x$	$-\sin x$	$-\sin x\,\mathrm{d}x$
$\operatorname{tg} x$	$\dfrac{1}{\cos^2 x} = 1 + \operatorname{tg}^2 x$	$\dfrac{\mathrm{d}x}{\cos^2 x} = (1 + \operatorname{tg}^2 x)\,\mathrm{d}x$
$\operatorname{cotg} x$	$\dfrac{-1}{\sin^2 x}$	$\dfrac{-\mathrm{d}x}{\sin^2 x}$
$u(x) + v(x)$	$u' + v'$	$\mathrm{d}u + \mathrm{d}v$
$u(x) \cdot v(x)$	$vu' + uv'$	$v\,\mathrm{d}u + u\,\mathrm{d}v$
$\dfrac{u(x)}{v(x)}$	$\dfrac{vu' - uv'}{v^2}$	$\dfrac{v\,\mathrm{d}u - u\,\mathrm{d}v}{v^2}$
$f[u(x)]$	$f'_u u'_x$	$f'_u\,\mathrm{d}u$
$[u(x)]^n$	$nu^{n-1} \cdot u'_x$	$nu^{n-1}\,\mathrm{d}u$

C FONCTIONS TRIGONOMÉTRIQUES USUELLES

f*(*x*) = sin *x

– Fonction périodique de période 2π.

– Fonction impaire : courbe représentative symétrique par rapport à l'origine.

$$\boxed{(\sin x)' = \cos x}$$ (si x en radians).

Variations de sin x

x	0		$\frac{\pi}{2}$		π		$\frac{3\pi}{2}$		2π
$\sin x$	0	↗	1	↘	0	↘	-1	↗	0

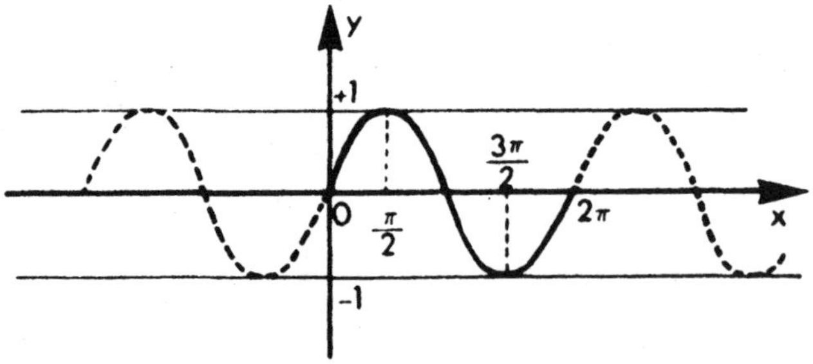

f*(*x*) = cos *x

– Fonction périodique de période 2π.

– Fonction paire : courbe représentative symétrique par rapport à Oy.

$$\boxed{(\cos x)' = -\sin x}$$ (si x en radians).

Variations de cos x

x	0		$\frac{\pi}{2}$		π		$\frac{3\pi}{2}$		2π
$\cos x$	1	↘	0	↘	-1	↗	0	↗	1

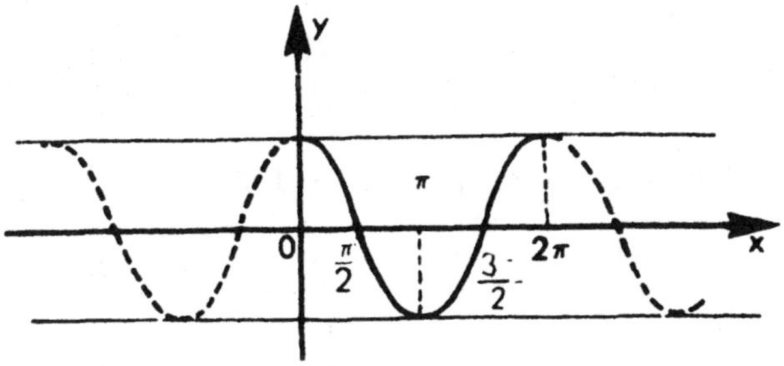

$f(x) = \text{tg}\ x$

– Fonction périodique de période π.

– Fonction impaire : courbe représentative symétrique par rapport à l'origine.

$$\boxed{(\text{tg}\ x)' = 1 + \text{tg}^2\ x = \frac{1}{\cos^2 x}}$$ (si x en radians).

Variations de tg x

x	0		$\frac{\pi}{4}$		$\frac{\pi}{2}$			π
$\text{tg}\ x$	0	↗	1	↗	$+\infty$ ‖ $-\infty$	↗		0

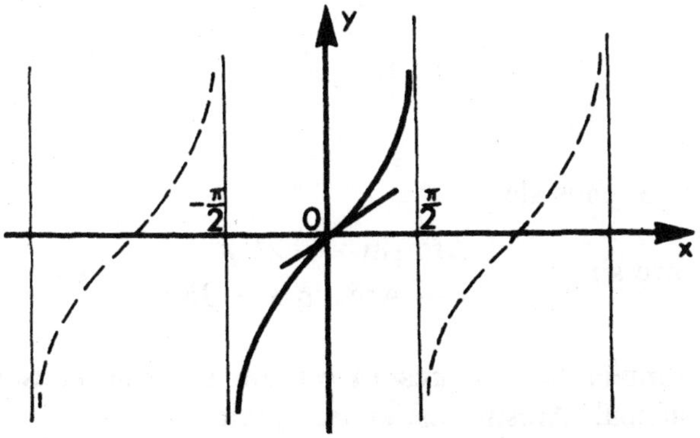

D FONCTIONS TRIGONOMÉTRIQUES INVERSES

$y = \textbf{Arc sin } x \Leftrightarrow x = \sin y$ et $-\frac{\pi}{2} \leqslant y \leqslant \frac{\pi}{2}$.

— Fonction définie et continue pour $-1 \leqslant x \leqslant +1$

$$\boxed{(\text{Arcsin } x)' = \frac{1}{\sqrt{1 - x^2}}}.$$

— Variations de Arcsin x.

x	-1		0		1
Arcsin x	$-\frac{\pi}{2}$	↗	0	↗	$\frac{\pi}{2}$

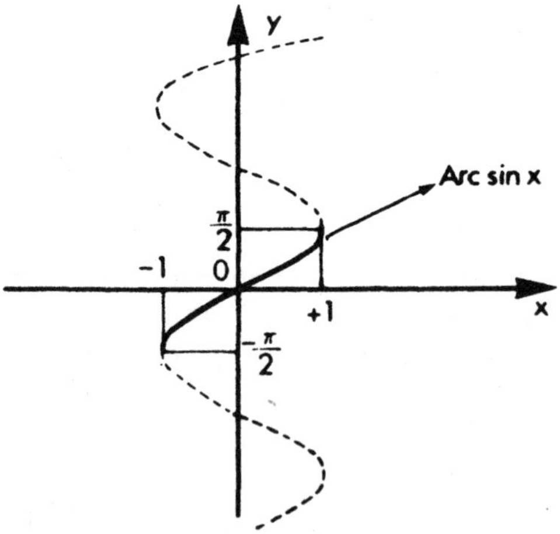

D'une manière générale

$$y = \text{arc sin } x = \begin{cases} \text{Arc sin } x + 2K\pi \\ \pi - \text{Arc sin } x + 2K\pi \end{cases} \Leftrightarrow x = \sin y$$

Le graphe complet de $x \mapsto \text{arcsin } x$ est donné par la figure ci-dessus où la détermination principale Arcsin x est en trait plein.

$y = \textbf{Arc cos}\, x \Leftrightarrow x = \cos y \quad 0 \leqslant y \leqslant \pi.$

— Fonction définie et continue pour $-1 \leqslant x \leqslant +1$

$$\boxed{(\text{Arcos } x)' = -\frac{1}{\sqrt{1-x^2}}}.$$

— Variations de Arccos x.

x	-1		0		1
Arccos x	π	↘	$\frac{\pi}{2}$	↘	0

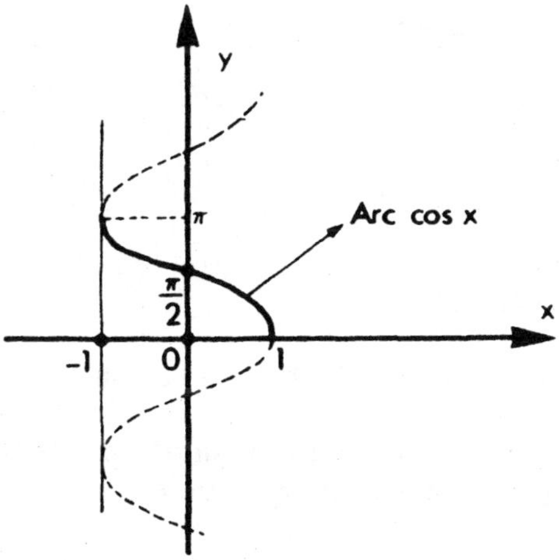

D'une manière générale

$$y = \arccos x = \begin{cases} \text{Arccos } x + 2K\pi \\ -\text{Arccos } x + 2K\pi \end{cases} \Leftrightarrow x = \cos y$$

Le graphe complet de $x \mapsto \arccos x$ est donné par la figure ci-dessus où la détermination principale Arccos x est en trait plein.

$y = \textbf{Arc tg}\, x \Leftrightarrow x = \text{tg } y \quad -\frac{\pi}{2} < y < \frac{\pi}{2}.$

— Fonction définie et continue quel que soit x.

$$\boxed{(\text{Arctg } x)' = \frac{1}{1+x^2}}.$$

— Variations de Arctg x.

x	$-\infty$		0		∞
Arctg x	$-\frac{\pi}{2}$	$\nearrow$	0	$\nearrow$	$\frac{\pi}{2}$

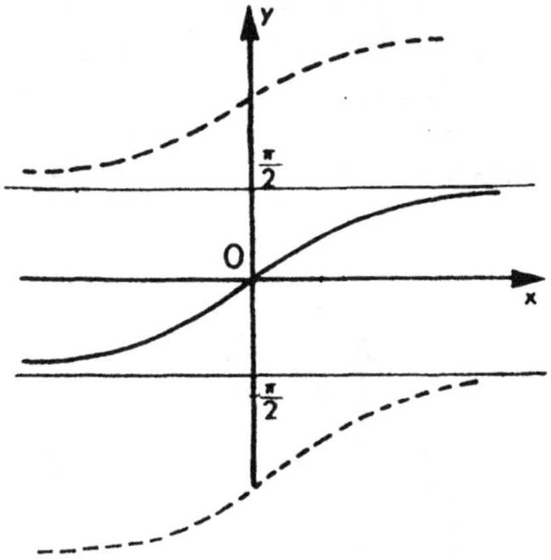

D'une manière générale

$$y = \text{arctg } x = \text{Arctg } x + K\pi \Leftrightarrow x = \text{tg } y.$$

Le graphe complet de $x \mapsto \text{arctg } x$ est donné par la figure ci-dessus où la détermination principale Arctg x est en trait plein.

Relations fondamentales.

$$\text{Arcsin } x + \text{Arccos } x = \frac{\pi}{2}$$

$$\text{Arctg } x + \text{Arctg } \frac{1}{x} = \pm \frac{\pi}{2}$$

(signe + si $x > 0$, signe – si x négatif)

EXERCICES

ÉNONCÉS

1. Déterminer, pour x tendant vers l'infini l'asymptote de la courbe représentant $x \mapsto f(x) = \dfrac{(x+1)^3}{x^2}$.

2. Déterminer les différentes asymptotes de la courbe représentant

$$x \mapsto f(x) = \frac{x^3}{x^2 + x - 2}.$$

3. On considère la fonction

$$x \mapsto f(x) = \frac{a \sin 3x}{\cos x}.$$

Quelle est la période de cette fonction? Quelles symétries présente-t-elle? En déduire l'intervalle de variation.

4. Calculer les limites suivantes :

a) $l_1 = \lim\limits_{x \to 4} \dfrac{\sqrt{x} - 2}{x^2 - 5x + 4}.$

b) $l_2 = \lim\limits_{x \to 1} \dfrac{\sqrt{x + 3} - 2}{x - 1}.$

c) $l_3 = \lim\limits_{x \to \infty} \sqrt{x^2 + x} - x.$

d) $l_4 = \lim\limits_{x \to a} \dfrac{\cos x - \cos a}{\sin x - \sin a}.$

e) $l_5 = \lim\limits_{x \to a} \dfrac{x^3 - a^3}{x^2 - a^2}.$

5. Calculer la dérivée de la fonction

$$f(x) = \frac{\operatorname{tg}(x+1)}{x+1}.$$

6. Calculer la dérivée de la fonction :

$$x \mapsto f(x) = \sqrt[5]{x^3} - 2x + \cos x.$$

7. Calculer la dérivée de la fonction :

$$x \mapsto f(x) = 21x^7 - 4x^5 + \frac{2}{x} + 5.$$

8. Calculer la dérivée de la fonction :

$$x \mapsto f(x) = \left(x^2 - \frac{x}{3}\right) \sin \frac{2x}{5}.$$

9. Calculer la dérivée de $f(x)=\left(x+\frac{1}{x}\right)\left(\sqrt{x}+\frac{1}{\sqrt{x}}\right)$.

10. Calculer la dérivée de $f(x)=\sqrt[2]{(1-\cos^3 x)^3}$.

11. Calculer la dérivée de $f(\omega)=\dfrac{1}{\sqrt{R^2+\left(L\omega-\frac{1}{C\omega}\right)^2}}$ par rapport à ω.

12. Calculer la dérivée de $f(x)=\operatorname{tg}^4(x^2+1)$.

13. Calculer la dérivée de $f(x)=\dfrac{x^n}{(1+x)^n}$.

14. Calculer la dérivée de $f(x)=(1-x^6)^5$.

15. Calculer la dérivée de $f(x)=\sin^n x\cdot\cos^p x$.

16. Calculer la dérivée de $f(x)=\sqrt{\dfrac{1+x}{1-x}}$.

17. Calculer la dérivée de $f(x)=(3x-2)\sqrt{(1+x)^3}$

18. Quelle est l'équation de la tangente à l'origine à la courbe représentant

$$x\mapsto x^2(x-1)^2+3x\ ?$$

Montrer que cette tangente coupe la courbe en un second point dont on déterminera les coordonnées.

19. Étudier la fonction $y_1=\operatorname{Arcsin}\dfrac{2\sqrt{x}}{1+x}$.

Quel lien y a-t-il entre y_1 et $y_2=2\operatorname{Arctg}\sqrt{x}$.

SOLUTIONS

1. $$(x+1)^3 = x^3 + 3x^2 + 3x + 1 \quad \text{et} \quad f(x) = x + 3 + \frac{3x+1}{x^2}.$$

La droite $y = x + 3$ est l'asymptote cherchée. La position de la courbe par rapport à son asymptote est précisée par le signe de $\dfrac{3x+1}{x^2} \sim \dfrac{3}{x}$ lorsque $x \to \pm\infty$, et dont le signe est celui de x : la courbe est au-dessous de son asymptote quand $x \to -\infty$ et au-dessus quand $x \to +\infty$.

---

2. Les valeurs qui annulent le dénominateur sont 1 et -2 : les droites $x = 1$ et $x = -2$ sont donc asymptotes.

Lorsque x tend vers l'infini $\dfrac{f(x)}{x} = \dfrac{x^3}{x^3 + x^2 - 2x}$ tend vers 1 : l'asymptote est donc parallèle à la 1re bissectrice.

Calculons $f(x) - x$:

$$f(x) - x = \frac{x^3}{x^2 + x - 2} - x = \frac{-x^2 + 2x}{x^2 + x - 2}$$

a donc pour limite -1, lorsque x tend vers l'infini; l'asymptote est donc $y = x - 1$.

La position de la courbe par rapport à cette asymptote oblique est précisée par le signe de $f(x) - (x-1) = \dfrac{3x-2}{x^2 + x - 2}$; cette quantité est équivalente à $\dfrac{3}{x}$ lorsque $x \to \pm\infty$. Par conséquent :

– lorsque $x \to +\infty$, $\dfrac{3}{x} > 0$ et la courbe est au-dessus de la droite $y = x - 1$;

– lorsque $x \to -\infty$, $\dfrac{3}{x} < 0$, la courbe est au-dessous de la droite $y = x - 1$.

---

3. Sin $3x$ est périodique et de période $\dfrac{2\pi}{3}$; cos x a pour période 2π : $f(x)$ est donc périodique et de période 2π.

Le changement de x en $-x$ change $f(x)$ en $-f(x)$: $f(x)$ est une fonction impaire, donc symétrique par rapport à l'origine; cette première symétrie permet de réduire l'intervalle de variation à $(0, \pi)$.

Le changement de x en $\pi - x$ ne change pas sin $3x$ car

$$\sin 3(\pi - x) = \sin(\pi - 3x) = \sin 3x;$$

$\cos(\pi - x) = -\cos x$

$$f(\pi - x) = -f(x).$$

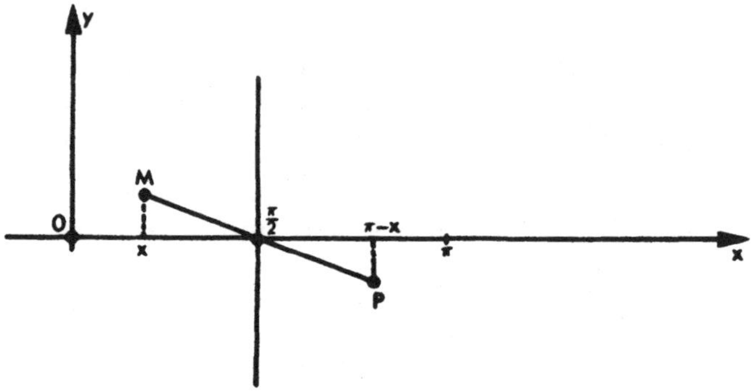

Donc les deux points d'abscisses x et $\pi - x$ sont symétriques par rapport au point $\left(x = \frac{\pi}{2}, y = 0\right)$.

Cette seconde symétrie permet de réduire à nouveau de moitié l'intervalle de variation qui sera donc $\left(0, \frac{\pi}{2}\right)$.

---

4. a) $x^2 - 5x + 4 = 0$ admet pour racines 1 et 4, donc

$$\frac{\sqrt{x} - 2}{x^2 - 5x + 4} = \frac{\sqrt{x} - 2}{(x-1)(x-4)} = \frac{\sqrt{x} - 2}{(x-1)(\sqrt{x} - 2)(\sqrt{x} + 2)}$$

$$= \frac{1}{(x-1)(\sqrt{x} + 2)}$$

quantité qui tend vers $\frac{1}{12}$ lorsque x tend vers 4.

---

b) Multiplions et divisons par la quantité conjuguée du numérateur : $\sqrt{x+3} + 2$.

$$\frac{\sqrt{x+3} - 2}{x - 1} = \frac{(\sqrt{x+3} - 2)(\sqrt{x+3} + 2)}{(x-1)(\sqrt{x+3} + 2)}$$

$$= \frac{x + 3 - 4}{(x-1)(\sqrt{x+3} + 2)} = \frac{1}{\sqrt{x+3} + 2}.$$

Lorsque x tend vers 1, $l_2 = \frac{1}{\sqrt{4} + 2} = \frac{1}{4}$.

---

c) Multiplions et divisons par $\sqrt{x^2+x}+x$

$$\sqrt{x^2+x}-x=\frac{x^2+x-x^2}{\sqrt{x^2+x}+x}=\frac{x}{\sqrt{x^2+x}+x}$$

lorsque $x \to \infty$ $\sqrt{x^2+x}$ est équivalent à x et le rapport est équivalent à $\frac{x}{2x}=\frac{1}{2}$: $l_3=\frac{1}{2}$.

---

d) $$\frac{\cos x-\cos a}{\sin x-\sin a}=\frac{-2\sin\frac{x-a}{2}\cdot\sin\frac{x+a}{2}}{2\sin\frac{x-a}{2}\cdot\cos\frac{x+a}{2}}=-\operatorname{tg}\frac{x+a}{2}$$

et $l_4=-\operatorname{tg}\frac{2a}{2}=-\operatorname{tg} a.$

---

e) $$\frac{x^3-a^3}{x^2-a^2}=\frac{(x-a)(x^2+ax+a^2)}{(x-a)(x+a)}=\frac{x^2+ax+a^2}{x+a}$$

et $l_5=\frac{a^2+a^2+a^2}{a+a}=\frac{3}{2}a.$

---

5. $f(x)$ se présente sous la forme du rapport de 2 fonctions :

$$f(x)=\frac{u(x)}{v(x)}$$

f' sera donc de la forme : $\frac{vu'-uv'}{v^2}$

$$u=\operatorname{tg}(x+1),\quad \frac{\mathrm{d}u}{\mathrm{d}x}=\frac{\mathrm{d}\operatorname{tg}(x+1)}{\mathrm{d}(x+1)}=\frac{1}{\cos^2(x+1)}$$

$$v=x+1,\quad \frac{\mathrm{d}v}{\mathrm{d}x}=1$$

et $$f'(x)=\frac{\frac{x+1}{\cos^2(x+1)}-\operatorname{tg}(x+1)}{(x+1)^2}$$

$$=\frac{1}{(x+1)\cos^2(x+1)}-\frac{\operatorname{tg}(x+1)}{(x+1)^2}.$$

---

6. $f(x)$ se présente comme somme de fonctions : $u(x) + v(x) + w(x)$

$$u(x) = x^{\frac{3}{5}}$$
$$v(x) = -2x$$
$$w(x) = \cos x$$

$$f' = u' + v' + w' = \frac{3}{5}x^{-\frac{2}{5}} - 2 - \sin x = \frac{3}{5\sqrt[5]{x^2}} - 2 - \sin x.$$

---

7. $f(x)$ se présente comme somme de fonctions : $u(x) + v(x) + w(x)$ et de la constante + 5.

La dérivée de $f(x)$ sera donc de la forme

$$f' = u' + v' + w'$$
$$u' = 147x^6$$
$$v' = -20x^4$$

$$w' = \frac{d}{dx}\left(\frac{2}{x}\right) = -\frac{2}{x^2}$$

$$f'(x) = 147x^6 - 20x^4 - \frac{2}{x^2}.$$

---

8. $f(x)$ se présente comme produit des 2 fonctions :

$$u(x) = x^2 - \frac{x}{3}$$

et $$v(x) = \sin\frac{2x}{5}.$$

La dérivée est de la forme

$$f'(x) = vu' + uv'$$

or $$u' = 2x - \frac{1}{3}$$

$$v' = \frac{2}{5}\cos\frac{2x}{5}$$

$$f'(x) = \left(2x - \frac{1}{3}\right)\sin\frac{2x}{5} + \left(x^2 - \frac{x}{3}\right)\frac{2}{5}\cos\frac{2x}{5}.$$

---

9. On peut mettre $f(x)$ sous la forme : $f(x) = (x + x^{-1})\,(x^{\frac{1}{2}} + x^{-\frac{1}{2}})$

$$\frac{\mathrm{d}f}{\mathrm{d}x} = (x + x^{-1}) \cdot \frac{\mathrm{d}}{\mathrm{d}x}(x^{\frac{1}{2}} + x^{-\frac{1}{2}}) + (x^{\frac{1}{2}} + x^{-\frac{1}{2}})\frac{\mathrm{d}}{\mathrm{d}x}(x + x^{-1})$$

$$= (x + x^{-1})\left(\frac{1}{2}x^{-\frac{1}{2}} - \frac{1}{2}x^{-\frac{3}{2}}\right) + (x^{\frac{1}{2}} + x^{-\frac{1}{2}})(1 - x^{-2})$$

$$= \frac{1}{2}(x^{\frac{1}{2}} - x^{-\frac{1}{2}} + x^{-\frac{3}{2}} - x^{-\frac{5}{2}}) + (x^{\frac{1}{2}} + x^{-\frac{1}{2}} - x^{-\frac{3}{2}} - x^{-\frac{5}{2}})$$

$$= \frac{1}{2}\left(\frac{1}{\sqrt{x}} - \frac{1}{\sqrt{x^3}}\right) + \frac{3}{2}\left(\sqrt{x} - \frac{1}{\sqrt{x^5}}\right).$$

---

10. Posons $u = \cos^3 x - 1$ alors $\dfrac{\mathrm{d}u}{\mathrm{d}x} = +\,3\cos^2 x \sin x$

$$f = u^{3/2},$$

d'où $$\frac{\mathrm{d}f}{\mathrm{d}x} = \frac{\mathrm{d}f}{\mathrm{d}u} \cdot \frac{\mathrm{d}u}{\mathrm{d}x} = \frac{3}{2}u^{\frac{1}{2}} \cdot \frac{\mathrm{d}u}{\mathrm{d}x} = +\frac{9}{2}\sqrt{1 - \cos^3 x}\,\cos^2 x \sin x.$$

---

11. Posons $u = \mathrm{R}^2 + \left(\mathrm{L}\omega - \dfrac{1}{\mathrm{C}\omega}\right)^2$:

$$\frac{\mathrm{d}u}{\mathrm{d}\omega} = 2\left(\mathrm{L} + \frac{1}{\mathrm{C}\omega^2}\right)\left(\mathrm{L}\omega - \frac{1}{\mathrm{C}\omega}\right),$$

et puisque $y = u^{-\frac{1}{2}}$

$$\frac{\mathrm{d}f}{\mathrm{d}\omega} = \frac{\mathrm{d}f}{\mathrm{d}u} \cdot \frac{\mathrm{d}u}{\mathrm{d}\omega} = -\frac{1}{2}u^{-\frac{3}{2}}\frac{\mathrm{d}u}{\mathrm{d}\omega} = -\frac{\left(\mathrm{L} + \dfrac{1}{\mathrm{C}\omega^2}\right)\left(\mathrm{L}\omega - \dfrac{1}{\mathrm{C}\omega}\right)}{\left[\mathrm{R}^2 + \left(\mathrm{L}\omega - \dfrac{1}{\mathrm{C}\omega}\right)^2\right]^{3/2}}.$$

---

12. Posons $x^2 + 1 = u$

$$\frac{\mathrm{d}f}{\mathrm{d}x} = \frac{\mathrm{d}f}{\mathrm{d}u} \cdot \frac{\mathrm{d}u}{\mathrm{d}x} = 4\,\mathrm{tg}^3(x^2 + 1)[1 + \mathrm{tg}^2(x^2 + 1)] \cdot 2x$$

$$= 8x \cdot \frac{\sin^3(x^2 + 1)}{\cos^5(x^2 + 1)}.$$

---

13. Posons $u = \dfrac{x}{x+1}$, $f = u^n$; alors $f'(x) = nu^{n-1} \cdot u'$

$$u' = \frac{1 + x - x}{(1 + x)^2} \quad \text{d'où} \quad f'(x) = n\left(\frac{x}{1 + x}\right)^{n-1} \cdot \frac{1}{(1 + x)^2}.$$

---

14. Posons $1 - x^6 = u$, $f = u^5$, $y' = 5u^4 \cdot u'$

$$u' = -6x^5 \quad \text{et} \quad f'(x) = -30x^5(1 - x^6)^4.$$

---

15. Posons $u = \sin^n x$ et $v = \cos^p x$

$$f(x) = u(x) \cdot v(x) \quad f'(x) = vu' + uv'$$
$$u' = n \sin^{n-1} x \cdot \cos x \quad v' = -p \cos^{p-1} x \sin x$$
$$f'(x) = n \sin^{n-1} x \cos^{p+1} x - p \cos^{p-1} x \cdot \sin^{n+1} x$$
$$= \sin^{n-1} x \cos^{p-1} x(n \cos^2 x - p \sin^2 x).$$

---

16. Posons $u = \dfrac{1+x}{1-x}$ d'où $f(x) = \sqrt{u}$ et $f' = \dfrac{u'}{2\sqrt{u}}$

$$u' = \frac{(1 - x) \cdot 1 - (1 + x)(-1)}{(1 - x)^2} = \frac{2}{(1 - x)^2}$$

$$f'(x) = \frac{\dfrac{2}{(1 - x)^2}}{2\sqrt{\dfrac{1 + x}{1 - x}}} = \frac{1}{(1 + x)^{1/2}(1 - x)^{3/2}}$$

$$= \frac{1}{(1 - x)\sqrt{1 - x^2}}.$$

---

17. $f'(x) = 3\sqrt{(1+x)^3} + (3x-2) \cdot 3 \cdot \dfrac{(1+x)^2}{2\sqrt{(1+x)^3}}$

$$= 3\sqrt{1 + x}\left[1 + x + \frac{3x - 2}{2}\right]$$

$$= \frac{15}{2} x \sqrt{1 + x}.$$

---

18. L'équation de la tangente demandée est de la forme $y = ax$ où a est la valeur de $f'(x)$ pour $x = 0$: $a = f'(0)$.

Or $f'(x) = 2x^2(x-1) + 2x(x-1)^2 + 3$

$$f'(0) = 3.$$

Cette quantité n'est autre que $\lim\limits_{x \to 0} \dfrac{f(x)}{x}$, dérivée de $f(x)$ à l'origine.

La tangente à l'origine est donc la droite $y = 3x$.

Le second point d'intersection a pour abscisse la solution non nulle de l'équation

$$x^2(x-1)^2 + 3x = 3x$$

soit

$$x^2(x-1)^2 = 0$$

dont la solution double $x = 1$ montre que la courbe est à nouveau tangente à la droite $y = 3x$ au point $x = 1$, $y = 3$.

(Remarque : La forme de f' permettait de prévoir ce résultat car $f'(1) = 3$.

---

19. y_1 est définie pour $x > 0$.

y_1' se calcule en posant $u = \dfrac{2\sqrt{x}}{1+x}$

$$y_1' = \frac{du}{dx} \cdot \frac{1}{\sqrt{1-u^2}} = \frac{(1+x)\dfrac{1}{\sqrt{x}} - 2\sqrt{x}}{(1+x)^2} \cdot \frac{1}{\sqrt{1 - \dfrac{4x}{(1+x)^2}}}$$

$$= \frac{1-x}{\sqrt{x}\,(1+x)\,|1-x|} = \frac{\varepsilon}{\sqrt{x}\,(1+x)}$$

avec

$$\varepsilon = +1 \quad \text{si } 1-x > 0 \quad \text{soit } x < 1$$

$$\varepsilon = -1 \quad \text{si } 1-x < 0 \quad \text{soit } x > 1$$

Il y a pour $x = 1$ une discontinuité pour la dérivée y'_1, mais non pour $y_1(x)$: en $x = 1$ nous aurons donc un point anguleux.

Le tableau de variation est donc :

x	0		1		$+\infty$
y'	∞	$+$	$+\frac{1}{2}$ || $-\frac{1}{2}$		
y	0	$\nearrow$	$\frac{\pi}{2}$	$\searrow$	0

et le graphe correspondant

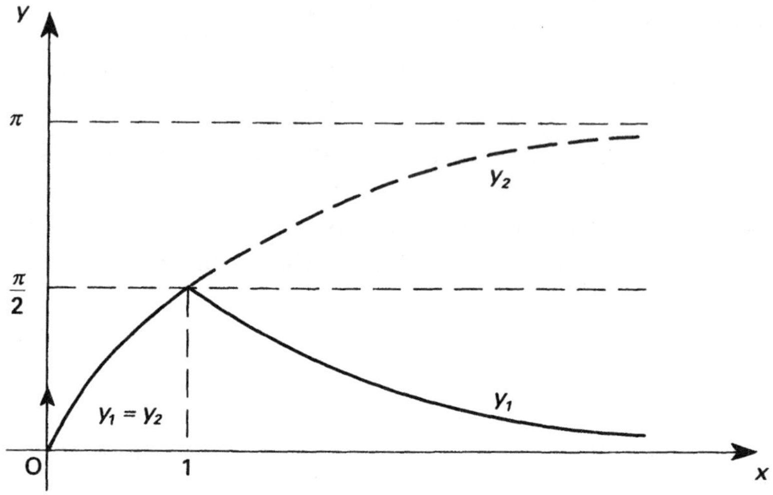

$$y'_2 = \frac{1}{\sqrt{x}\,(1+x)} = \varepsilon\, y'_1$$

On en déduit $\quad y_1 = y_2 \quad$ pour $x < 1$ et

$y_1 = \pi - y_2 \quad$ pour $x > 1$

On pouvait d'ailleurs retrouver directement ces résultats en remarquant que

$$\sin y_1 = \frac{2\sqrt{x}}{1+x}$$

et

$$\operatorname{tg}\frac{y_2}{2} = \sqrt{x}$$

EXERCICES PROPOSÉS

20. Dans quel domaine est définie la fonction $x \mapsto \sqrt{\dfrac{x-1}{x(x+1)}}$

R :]-1, 0[et [$+1$, $+\infty$[.

21. Quelles sont les asymptotes de $x \mapsto x\sqrt{\dfrac{x}{x-1}}$

R : $x = 1$ et $y = x + \dfrac{1}{2}$.

22. Quelle est la limite lorsque $x \to a$ de $\dfrac{a \sin x - x \sin a}{a \cos x - x \cos a}$

R : $\dfrac{\sin a - a \cos a}{\cos a + a \sin a}$.

23. Quelles sont les coordonnées du minimum et du maximum relatifs de la fonction $x \mapsto 2x^3 - 24x + 5$

R : min $(2, -27)$; max $(-2, +37)$.

24. Quelles sont les coordonnées du maximum et du minimum de la fonction $x \mapsto \dfrac{x^2 - 12x + 27}{x^2 - 4x + 5}$

R : max $\left(\dfrac{3}{2}, 9\right)$; min $(4, -1)$.

25. Quelles sont les asymptotes de la courbe représentative de $x \mapsto \dfrac{x^2 - 3x + 6}{x - 1}$

R : $x = 1$ et $y = x - 2$.

26. Parmi les fonctions suivantes, quelles sont les fonctions paires ou impaires

$f_1 = \dfrac{\text{tg } x - x}{x^3 \cos x}$ $\qquad f_2 = \dfrac{\sin^2 2x - \cos 3x}{\text{tg } x}$

$f_3 = x^2 - 1 + \sin^2 x$ $\qquad f_4 = \dfrac{x - 1}{\sin (x + 1)} + \cos x$

$f_5 = \dfrac{\cos^2 x - \sin^2 x}{x \text{ tg } x}$ $\qquad f_6 = \dfrac{x^3 + 1}{x + 1} \text{ tg } x$

R : f_1, f_3, f_5 paires
f_2 impaire
f_4, f_6 ni paires, ni impaires.

Calculer les dérivées de :

27. $\dfrac{2x^2 - 2x - 1}{2(x - 2)}$ R : $\dfrac{2x^2 - 8x + 5}{2(x - 2)^2}$

28. $\dfrac{2x^2 + 1}{3x - 2}$ $\qquad \dfrac{6x^2 - 8x - 3}{(3x - 2)^2}$

29. $\dfrac{1}{1 + \sqrt{x} + x}$ $\qquad \dfrac{2\sqrt{x} + 1}{2\sqrt{x}(1 + \sqrt{x} + x)^2}$

30. $\dfrac{2+\sqrt{x}}{2-\sqrt{x}}$ $\qquad$ $\dfrac{2}{\sqrt{x}(2-\sqrt{x})^2}$

31. $\dfrac{\sqrt{x^2+2}}{x}$ $\qquad$ $\dfrac{-2}{x^2\sqrt{x^2+2}}$

32. $2x - \sin 2x$ $\qquad$ $4\sin^2 x$

33. $\operatorname{cotg} x\left(2+\dfrac{1}{\sin^2 x}\right)$ $\qquad$ $-\dfrac{3}{\sin^4 x}$

34. $\sin\left(\dfrac{1}{1-2x}\right)$ $\qquad$ $\dfrac{2}{(1-2x)^2}\cos\dfrac{1}{1-2x}$

35. $\left(1+\operatorname{tg}\dfrac{x}{2}\operatorname{tg} x\right)\cos x$ $\qquad$ 0

Expliquer le résultat.

En remplaçant tg x et cos x par leurs expressions en fonction de tg $\dfrac{x}{2}$, on vérifie qu'il s'agit d'une constante.

CHAPITRE 4

FONCTIONS EXPONENTIELLES ET LOGARITHMIQUES

$x \mapsto f(x) = a^x \quad (a > 0)$

Fonction définie et continue quel que soit x.

$a > 1$

x	$-\infty$		0		1		$+\infty$
a^x	0	$\nearrow$	1	$\nearrow$	a	$\nearrow$	$+\infty$

$0 < a < 1$

x	$-\infty$		0		1		$+\infty$
a^x	$+\infty$	$\searrow$	1	$\searrow$	a	$\searrow$	0

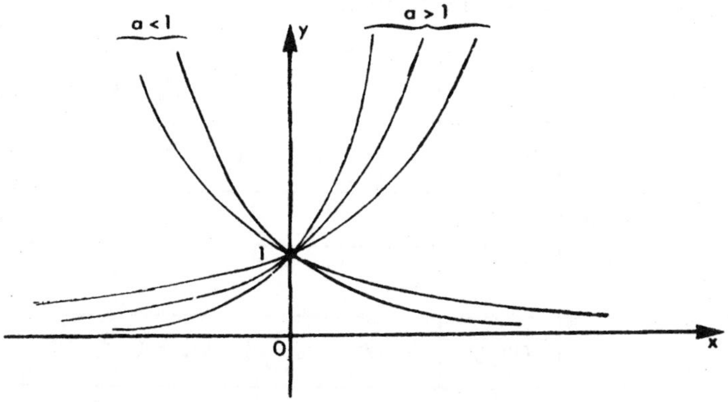

Propriétés.

$$\boxed{\begin{aligned}(a^{x_1})^{x_2} &= a^{x_1 x_2}\\ a^{x_1}\cdot a^{x_2} &= a^{x_1+x_2}\\ \left(\frac{1}{a}\right)^x &= a^{-x}\end{aligned}} \qquad \forall\,(x_1, x_2) \in \mathbb{R}^2$$

Dérivée de a^x $\boxed{(a^x)' = a^x \ln a}$ $\forall\, x \in \mathbb{R}$

DÉFINITION DU NOMBRE e ET EXPONENTIELLE e^x

e est un nombre transcendant dont la valeur est

$$e = 2{,}71828...$$

Il est la limite, lorsque n tend vers l'infini, de la somme :

$$1 + \frac{1}{1} + \frac{1}{1\cdot 2} + \frac{1}{1\cdot 2\cdot 3} + \frac{1}{1\cdot 2\cdot 3\cdot 4} + \dots + \frac{1}{n!}$$

L'exponentielle e^x est caractérisée par la propriété

$$\frac{d}{dx}(e^x) = \frac{d^2(e^x)}{dx^2} = \dots = \frac{d^n(e^x)}{dx^n} = e^x.$$

$y = f(x) = \log_a x \quad a > 0$

C'est la fonction réciproque de $x = a^y$.

$$\boxed{y = \log_a x \Leftrightarrow x = a^y}$$

et

$$(\log_a x)' = \frac{1}{x \ln a}$$

Elle est définie et continue pour $x > 0$.

$a > 1$

x	0		1		a		∞
$\log_a x$	$-\infty$	↗	0	↗	1	↗	∞

$0 < a < 1$

x	0		a		1		∞
$\log_a x$	$+\infty$	↘	1	↘	0	↘	$-\infty$

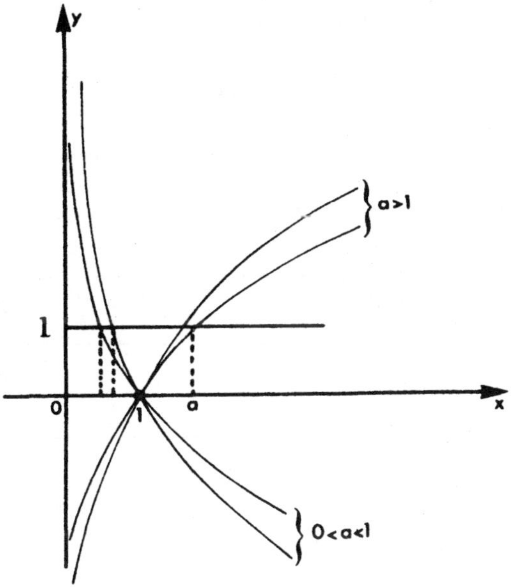

Propriétés.

$$\log_a x = \frac{\ln x}{\ln a}$$
$$\log_a a = 1$$
$$\log_a (x_1 \cdot x_2) = \log_a x_1 + \log_a x_2$$
$$\log_a x^n = n \log_a x$$
$$\log_a b \cdot \log_b a = 1$$
$$\log_b x = \frac{\log_a x}{\log_a b}$$

Logarithmes Népériens : logarithmes à base e = 2,71828... désignés par ln.

Logarithmes décimaux : désignés par log (*l* minuscule)

$$\log x = \mathrm{M} \ln x \qquad \mathrm{M} = \log \mathrm{e} = 0{,}43429$$
$$\ln x = \frac{1}{\mathrm{M}} \log x \qquad \frac{1}{\mathrm{M}} = \ln 10 = 2{,}30259.$$
$$\mathrm{e}^{\ln u} = u$$

Enfin l'expression $\left(1 + \frac{1}{n}\right)^n$ tend vers e lorsque $n \to \infty$.

De même $\left(1 + \frac{x}{n}\right)^n$ tend vers e^x lorsque $n \to \infty$.

$\boldsymbol{f(x) = x^m}$

m quelconque,

$$x^m = \mathrm{e}^{m \ln x}$$

Fonction définie et continue pour $x > 0$.

$$(x^m)' = mx^{m-1}$$

$m < 0$

x	0		1		$+\infty$
x^m	$+\infty$	↘	1	↘	0

$m > 0$

x	0		1		$+\infty$
x^m	0	↗	1	↗	$+\infty$

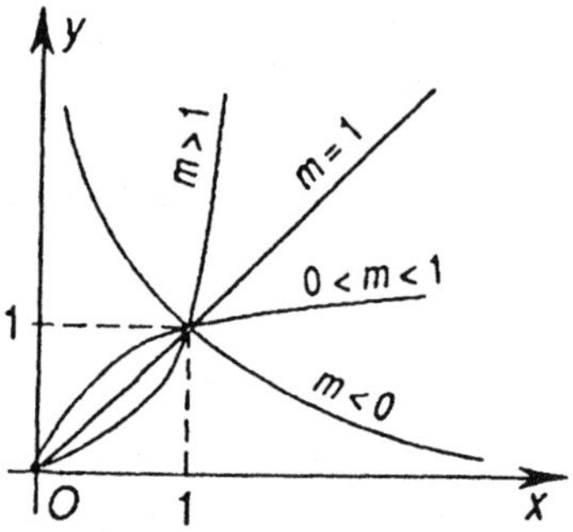

Propriété : $(x_1 x_2)^m = x_1^m \cdot x_2^m$.

COMPARAISON DE CROISSANCE

Comparaison de croissance des fonctions a^x, x^m, $\log_a x$

Pour $a > 1$ et $m > 0$:

$$\lim_{x \to \infty} \frac{a^x}{x^m} = +\infty \qquad \lim_{x \to \infty} \frac{x^m}{\log_a x} = +\infty$$

En particulier :

$\dfrac{\ln x}{x}$ tend vers 0 lorsque x tend vers $+\infty$
$x \ln x$ tend vers zéro lorsque $x \to 0$
$\dfrac{e^x}{x^m}$ tend vers $+\infty$ lorsque x tend vers $+\infty$, $\forall\, m$
$\dfrac{x^m}{(\log_a x)^n}$ tend vers l'infini $\forall\, m > 0$ lorsque $x \to \infty$

DÉRIVÉE ET DIFFÉRENTIELLE LOGARITHMIQUE

On appelle dérivée logarithmique de $f(x)$ la dérivée de $\ln f(x)$, soit :

$$\frac{f'(x)}{f(x)}.$$

De même la différentielle logarithmique est $\dfrac{f'(x) \cdot dx}{f(x)} = \dfrac{df}{f}$.

$f(x)$	Dérivée Logarithmique	Différentielle logarithmique
$\dfrac{u(x)}{v(x)}$	$\dfrac{u'}{u} - \dfrac{v'}{v}$	$\dfrac{du}{u} - \dfrac{dv}{v}$
$u(x) \cdot v(x)$	$\dfrac{u'}{u} + \dfrac{v'}{v}$	$\dfrac{du}{u} + \dfrac{dv}{v}$
$[u(x)]^n$	$\dfrac{nu'}{u}$	$n\dfrac{du}{u}$
$\dfrac{[u(x)]^m}{[v(x)]^p}$	$m\dfrac{u'}{u} - p\dfrac{v'}{v}$	$m\dfrac{du}{u} - p\dfrac{dv}{v}$

EXERCICES

ÉNONCÉS

1. Est-il correct d'écrire :

$$\ln x^2 = 2 \ln x$$

2. Résoudre l'équation :

$$\log_3 \sqrt{x-1} - \log_3 \sqrt{x+1} = -1.$$

3. Résoudre le système d'équations

$$\begin{cases} x + 4y = 5 \\ \ln x + \ln y = 0. \end{cases}$$

4. Résoudre le système d'équations :

$$\begin{cases} x + 2y = 1 \\ 2^x = 3^y. \end{cases}$$

5. Démontrer la relation :

$$\log_{a^n} x = \frac{\log_a x}{n}$$

et calculer :

$$\log_3\left(81\sqrt[3]{3}\right),\quad \log_{1/3}(27\sqrt{3}),\quad \log_{3\sqrt{3}}(81),\quad \log_{\sqrt{3}}\left(3\sqrt[3]{9}\right)$$

$$\log_{1/27}(3\sqrt{27}),\quad \log_9\left(\frac{1}{3}\right),\quad \log_{27}\left(\frac{1}{9}\right).$$

6. Résoudre :

$$2^{2x} - 5^x - 4^{x-1} + 25^{\frac{x}{2}-1} = 0.$$

7. Calculer la dérivée de $f(x) = x^x$.

8. Calculer la dérivée de $f(x) = e^{\cos\sqrt{x}}$.

9. Calculer la dérivée de $f(x) = \sin(\ln x)$.

10. Calculer la dérivée de $f(x) = \ln \dfrac{\sqrt{1+x^2}-1}{\sqrt{1+x^2}+1}$.

11. Calculer la dérivée de $f(x) = \ln \cos \dfrac{1}{x}$.

12. Calculer la dérivée de $f(x) = e^{-\frac{x}{2}} \ln \sin x$.

13. Calculer la dérivée de $f(x) = e^{\sqrt{x^2+1}}$.

14. Calculer la dérivée de $f(x) = e^{x^x}$.

15. Étudier la fonction :

$$x \mapsto f(x) = e^{x^2}.$$

16. Étudier les variations de la fonction

$$x \mapsto (1 - x)\, e^x.$$

17. Étudier les variations de la fonction

$$x \mapsto f(x) = x^x.$$

18. Étudier les variations de la fonction

$$x \mapsto f(x) = \frac{\ln x}{x}.$$

19. Étudier les variations de la fonction

$$x \mapsto e^x \sin x.$$

SOLUTIONS

1. $\forall x \in \mathbb{R}^*$, $\ln x^2$ est défini alors que $\ln x$ n'est défini que pour $x \in \mathbb{R}_+^*$.
Il faut donc écrire :

$$\ln x^2 = 2 \ln |x|$$

puisque $x^2 = |x|^2$, $\forall x$.

---

2. D'après l'égalité fondamentale $\log_a a = 1$ $\left(\text{ou } \log_a \frac{1}{a} = -1\right)$ l'égalité précédente peut s'écrire

$$\log_3 \sqrt{\frac{x-1}{x+1}} = \log_3 \frac{1}{3}$$

soit

$$\sqrt{\frac{x-1}{x+1}} = \frac{1}{3}$$

et en élevant au carré

$$\frac{x-1}{x+1} = \frac{1}{9} \quad \text{soit} \quad x = \frac{5}{4}.$$

---

3. On peut remplacer la seconde équation par : $\ln xy = 0$ soit

$$xy = 1, \quad \text{ou} \quad x = \frac{1}{y}.$$

Portons cette valeur de x dans la première équation

$$\frac{1}{y} + 4y = 5$$

ou

$$4y^2 - 5y + 1 = 0$$

qui conduit aux solutions $\left\{\begin{array}{l} y = \frac{1}{4} \\ \text{d'où} \\ x = 4 \end{array}\right.$ et $\left\{\begin{array}{l} y = 1 \\ \text{d'où} \\ x = 1 \end{array}\right.$

---

4. On peut remplacer la seconde équation par $\log 2^x = \log 3^y$ ou $x \log 2 = y \log 3$ qui lui est équivalente et qui nous donne $x = y \cdot \frac{\log 3}{\log 2}$.

Remplaçons x par $y \cdot \frac{\log 3}{\log 2}$ dans la première équation :

$$y \cdot \frac{\log 3}{\log 2} + 2y = 1.$$

d'où $y = \dfrac{\log 2}{2 \log 2 + \log 3}$ et $x = \dfrac{\log 3}{2 \log 2 + \log 3}$.

---

5. Par définition $\log_a x = \dfrac{\ln x}{\ln a}$

de même

$$\log_{a^n} x = \frac{\ln x}{\ln a^n} = \frac{\ln x}{n \ln a} = \frac{\log_a x}{n}.$$

– $\log_3 \left(81 \sqrt[3]{3}\right) = \log_3 (3^4 \cdot 3^{1/3}) = \log_3 (3^{13/3}) = \dfrac{13}{3} \log_3 (3) = \dfrac{13}{3}$.

– $\log_{1/3} \left(27 \sqrt[2]{3}\right) = \log_{1/3} (3^3 \cdot 3^{1/2}) = \log_{1/3} (3^{7/2})$

Or $\frac{1}{3} = 3^{-1}$ d'où $\log_{1/3}(3^{7/2}) = \frac{\log_3(3^{7/2})}{-1} = -\frac{7}{2}$.

– $\log_{3\sqrt{3}}(81) = \log_{3^{3/2}}(3^4) = \frac{\log_3(3^4)}{3/2} = \frac{4}{3/2} = \frac{8}{3}$.

– $\log_{\sqrt{3}}\left(3\sqrt[3]{9}\right)(3 = \log_{3^{1/2}}(3 \cdot 3^{2/3}) = \frac{\log 3\,(3^{3/5})}{1/2} = \frac{5/3}{1/2} = \frac{10}{3}$.

– $\log_{1/27}\left(3\sqrt{27}\right) = \log_{3^{-3}}(3 \cdot 3^{3/2} = \frac{\log_3(3^{5/2})}{-3} = \frac{2}{-3} = -\frac{5}{6}$.

– $\log_9\left(\frac{1}{3}\right) = \log_{3^2}(3^{-1}) = \frac{\log_3(3^{-1})}{2} = -\frac{1}{2}$.

– $\log_{27}\left(\frac{1}{9}\right) = \log_{3^3}(3^{-2}) = \frac{\log_3(3^{-2})}{3} = -\frac{2}{3}$.

---

6. On veut transformer cette équation comme suit :

$$2^{2x} - 2^{2(x-1)} = 5^x - 5^{2\left(\frac{x}{2}-1\right)}$$

$$2^{2x}\left(1 - \frac{1}{2^2}\right) = 5^x\left(1 - \frac{1}{5^2}\right)$$

$$\frac{3}{4}2^{2x} = \frac{24}{25}5^x$$

soit $\left(\frac{4}{5}\right)^x = \frac{32}{25}$ ou $x \ln 0{,}8 = \ln 1{,}28$

et : $$x = \frac{\ln 1{,}28}{\ln 0{,}8} \simeq -1{,}1062$$

---

7. On peut écrire $\ln f(x) = x \ln x$.

Dérivons les deux membres de l'égalité précédente :

$$\frac{f'}{f} = \ln x + 1$$

d'où $$f'(x) = f(x)(\ln x + 1) = x^x(\ln x + 1).$$

---

8. Prenons les logarithmes des deux membres.

Nous obtenons :

$$\ln f(x) = \cos\sqrt{x}\,\ln e = \cos\sqrt{x}.$$

Posons $\sqrt{x} = u$

et $\cos\sqrt{x} = v$

$$\frac{dv}{dx} = \frac{dv}{du} \cdot \frac{du}{dx} = -\sin\sqrt{x} \cdot \frac{1}{2\sqrt{x}}$$

$$\frac{d}{dx}(\ln f) = \frac{f'}{f} = \frac{dv}{dx} = -\sin\sqrt{x} \cdot \frac{1}{2\sqrt{x}}$$

et $$f'(x) = -\frac{e^{\cos\sqrt{x}} \sin\sqrt{x}}{2\sqrt{x}}$$

---

9. Posons $u = \ln x$.

$$\frac{df}{dx} = \frac{df}{du} \cdot \frac{du}{dx}$$

$$= \cos(\ln x) \cdot \frac{1}{x}.$$

---

10. Posons $U = \dfrac{\sqrt{1+x^2}-1}{\sqrt{1+x^2}+1} = \dfrac{u}{v}$

$$\frac{df}{dx} = \frac{dU}{dx} \cdot \frac{1}{U} = \frac{vu' - uv'}{v^2 \cdot U}$$

$$u' = \frac{x}{\sqrt{1+x^2}} \qquad v' = \frac{x}{\sqrt{1+x^2}}$$

d'où $$\frac{df}{dx} = \frac{\dfrac{x}{\sqrt{1+x^2}}(\sqrt{1+x^2}+1-\sqrt{1+x^2}+1)}{(\sqrt{1+x^2}+1)^2 \dfrac{\sqrt{1+x^2}-1}{\sqrt{1+x^2}+1}}$$

$$= \frac{2x}{\sqrt{1+x^2} \cdot x^2} = \frac{2}{x\sqrt{1+x^2}}.$$

---

11. Posons $u = \dfrac{1}{x}$, $v = \cos u$.

On a alors $f = \ln v$.

$$\frac{df}{dx} = \frac{df}{dv} \cdot \frac{dv}{dx}$$

$$= \frac{df}{dv} \cdot \frac{dv}{du} \cdot \frac{du}{dx}$$

$$= \frac{1}{v} \cdot (-\sin u)\left(-\frac{1}{x^2}\right)$$

$$= \frac{\sin \frac{1}{x}}{x^2 \cos \frac{1}{x}} = \frac{1}{x^2} \operatorname{tg} \frac{1}{x}.$$

---

12. $f(x) = u(x) \cdot v(x)$ avec $u = e^{-\frac{x}{2}}$ et $v = \ln \sin x$

$$\frac{du}{dx} = -\frac{1}{2} e^{-\frac{x}{2}}.$$

Pour calculer $\frac{dv}{dx}$, posons $w = \sin x$

$$\frac{dv}{dx} = \frac{dv}{dw} \cdot \frac{dw}{dx} = \frac{1}{\sin x} \cdot \cos x = \operatorname{cotg} x$$

d'où $$f'(x) = \operatorname{cotg} x \cdot e^{-\frac{x}{2}} - \frac{1}{2} e^{-\frac{x}{2}} \cdot \ln \sin x$$

$$= e^{-\frac{x}{2}}\left(\operatorname{cotg} x - \frac{\ln \sin x}{2}\right).$$

---

13. Posons $u = \sqrt{x^2+1}$, d'où $\ln f = u$.

$$\frac{\frac{df}{dx}}{f} = \frac{du}{dx} = \frac{d(x^2+1)}{dx} \cdot \frac{1}{2\sqrt{x^2+1}} = \frac{x}{\sqrt{x^2+1}}$$

et $$\frac{df}{dx} = \frac{x\, e^{\sqrt{x^2+1}}}{\sqrt{x^2+1}}$$

---

14. Posons $u = x^x$, d'où $f(x) = e^u$ et $\frac{df(x)}{dx} = \frac{df(x)}{du} \cdot \frac{du}{dx}$.

De $u = x^x$, on tire $\ln u = x \ln x$, et en dérivant :

$$\frac{du}{u\,dx} = \ln x + 1$$

soit $$\frac{du}{dx} = u(\ln x + 1)$$

D'autre part $\frac{\mathrm{d}f}{\mathrm{d}u} = \frac{\mathrm{d}(\mathrm{e}^u)}{\mathrm{d}u} = \mathrm{e}^u$, d'où

$$\frac{\mathrm{d}f}{\mathrm{d}x} = \frac{\mathrm{d}f}{\mathrm{d}u} \cdot \frac{\mathrm{d}u}{\mathrm{d}x} = \mathrm{e}^u \cdot u\,(\ln x + 1)$$

$$= \mathrm{e}^{x^x} \cdot x^x \cdot (\ln x + 1)$$

---

15. $f(x)$ est une fonction paire, que nous étudierons donc pour $x \geqslant 0$: la courbe complète sera obtenue par symétrie par rapport à l'axe des y.

La dérivée est $f'(x) = 2x\,\mathrm{e}^{x^2}$

e^{x^2} étant toujours positif, le signe de $f'(x)$ est celui de x.

Lorsque $x \to \infty$ $\frac{f(x)}{x} \to \infty$, car e^{x^2} tend vers l'infini beaucoup plus vite que x. Il n'y a pas d'asymptote oblique.

D'où le tableau :

x	0		1		∞
$f'(x)$	0		+		
$f(x)$	1	↗	e	↗	∞

Courbe représentative.

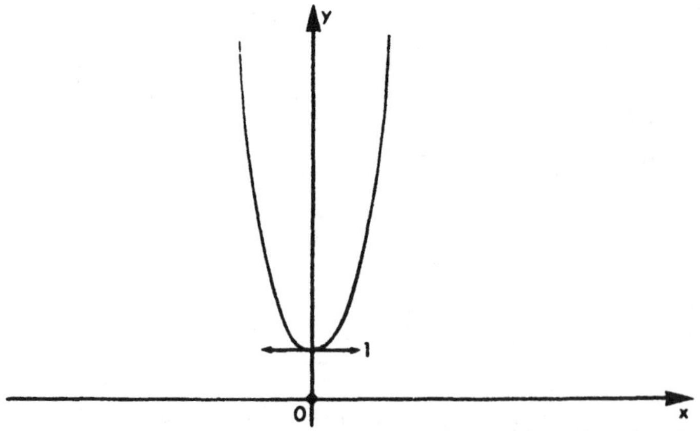

---

16. Cette fonction est définie et continue quel que soit x. Calculons la dérivée de $f(x)$: $f'(x)$ sera de la forme $u'v + v'u$ avec $u = 1 - x$, $u' = -1$, et $v = v'$

$$v = v' = \mathrm{e}^x, \quad \text{d'où} \quad f'(x) = -1 \cdot \mathrm{e}^x + \mathrm{e}^x(1 - x) = -x\,\mathrm{e}^x$$

dont le signe est celui de $-x$ puisque $\mathrm{e}^x > 0$.

Valeurs de $f(x)$ lorsque $x \to \pm \infty$.

Si $x \to +\infty$, $e^x \to \infty$ et $f(x)$ qui est équivalent à $-x\,e^x$ tend vers $-\infty$.

Si $x \to -\infty$, e^x tend vers 0, et $f(x)$ qui est équivalent à $-x\,e^x$ tend vers 0 (car e^x tend vers 0 plus vite que x ne tend vers $-\infty$).

Tableau de variation.

x	$-\infty$		0		1		$+\infty$
$f'(x)$		$+$	0	$-$		$-$	
$f(x)$	0	$\nearrow$	1	$\searrow$	0	$\searrow$	$-\infty$

d'où la courbe représentative :

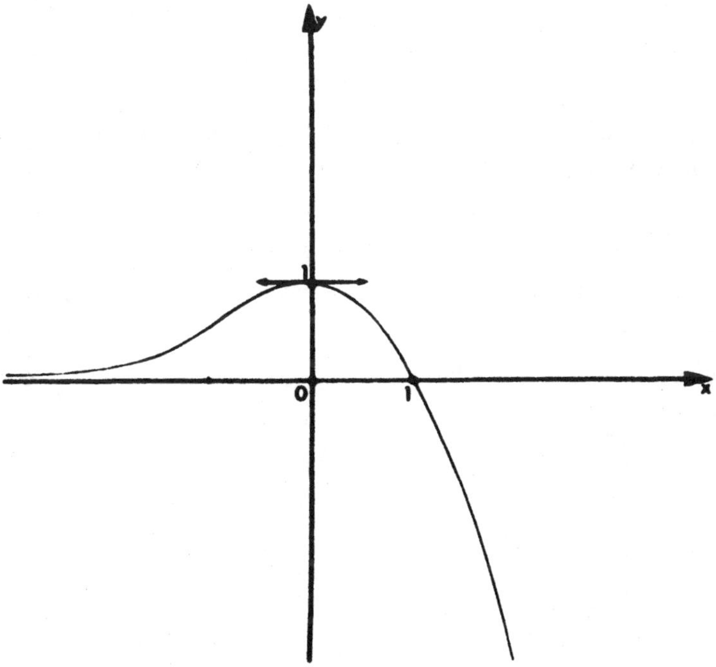

17. Cette fonction est définie et continue pour $x > 0$ seulement.

Calculons la dérivée de $f(x)$ en considérant le logarithme de $f(x)$:

$$\ln f = x \ln x.$$

en dérivant les deux membres, on obtient :

$$\frac{f'}{f} = \ln x + 1$$

d'où $$f'(x) = x^x (\ln x + 1)$$

x^x étant toujours positif, $f'(x)$ est du signe de $\ln x + 1$.

$\ln x + 1$ s'annule pour $\ln x = -1$, soit pour $x = e^{-1} = \frac{1}{e}$.

$f(x)$ atteint donc son minimum pour $x = \frac{1}{e}$ et vaut $\left(\frac{1}{e}\right)^{\frac{1}{e}}$.

Tableau de variation.

x	0		$\frac{1}{e}$		1		$+\infty$
$f'(x)$		$-$	0	$+$	1	$+$	
$f(x)$	1	↘	$\left(\frac{1}{e}\right)^{\frac{1}{e}}$	↗	1	↗	∞

Le minimum est atteint pour $x \# 0{,}367$; sa valeur est environ 0,692.
Valeurs aux limites.

Si $x \to +\infty$ $f(x) \to +\infty$.

Si $x \to 0$ $x^x = e^{x \ln x}$ tend vers 1, car $x \ln x \to 0$.

En effet, $\ln x$ tend vers $-\infty$ beaucoup moins vite que x vers 0 et le produit $x \ln x$ tend vers 0.

D'où la courbe représentative :

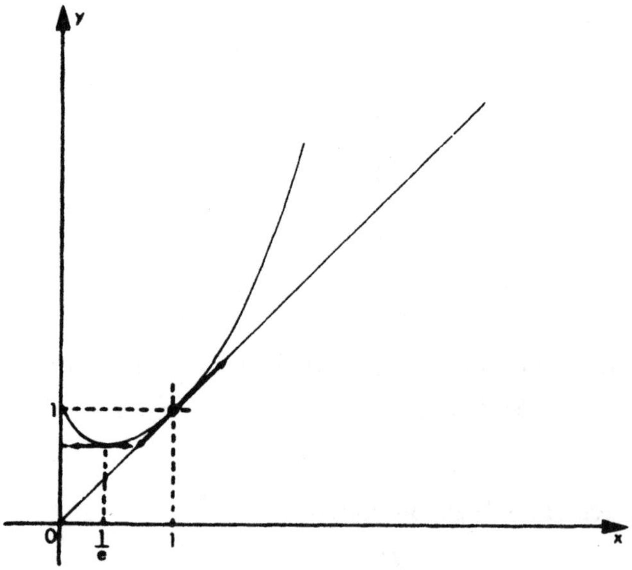

18. Cette fonction est définie pour $x > 0$.

La dérivée de $f(x)$ est de la forme $\frac{vu' - uv'}{v^2}$ avec $u = \ln x$ et $u' = \frac{1}{x}$, $v = x$ et $v' = 1$, d'où

$$f'(x) = \frac{1 - \ln x}{x^2}$$

$f'(x)$ sera positif pour $\ln x < 1$ soit $x < e$, $f(x)$ atteint son maximum pour $x = e$ et vaut alors $\frac{1}{e}$.

Valeurs aux limites

Lorsque $x \to 0$, $\ln x \to -\infty$, $\frac{1}{x} \to +\infty$ et $f(x) \to -\infty$.

Lorsque $x \to +\infty$, $\ln x \to +\infty$, mais le quotient $\frac{\ln x}{x}$ tend vers 0 car x tend vers l'infini plus vite que $\ln x$.

Tableau de variations.

x	0		1		e		$+\infty$
$f'(x)$		+	1	+	0	−	
$f(x)$	$-\infty$	↗	0	↗	$\frac{1}{e}$	↘	0

Courbe représentative

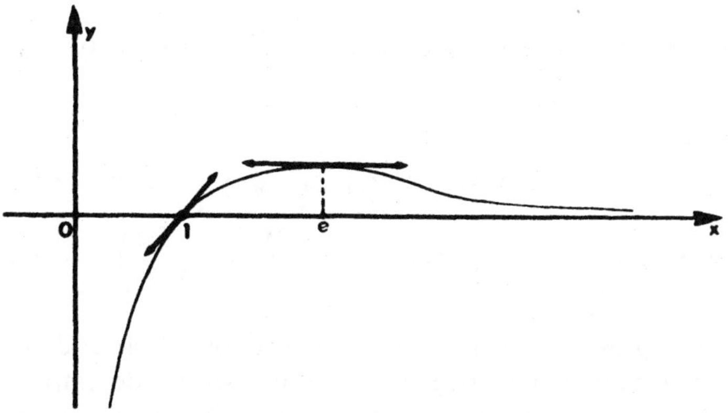

19. Cette fonction est toujours définie et continue ; lorsque x augmente de 2π, $\sin(x + 2\pi) = \sin x$ et

$$f(x + 2\pi) = e^{2\pi}\, e^x \sin x = e^{2\pi} f(x)$$

On peut donc se limiter à l'intervalle $(0, 2\pi)$ et les autres arcs correspondants à $(4\pi, 6\pi)$, $(6\pi, 8\pi)$ et d'une manière générale à $(2K\pi, 2K\pi + 2\pi)$ se déduiront du 1er arc par translation parallèle à $0x$ suivie d'une dilatation ou d'une contraction de $e^{2K\pi}$ suivant que K est positif ou négatif.

La dérivée de $f(x)$ est $f'(x) = e^x (\sin x + \cos x)$; elle s'annule pour $\sin x = -\cos x$, soit dans l'intervalle $(0, 2\pi)$ pour les valeurs $\frac{3\pi}{4}$ et $\frac{7\pi}{4}$.

On en déduit le tableau de variations :

x	0		$\frac{3\pi}{4}$	π	$\frac{7\pi}{4}$		2π
$f'(x)$	1	+	0	−	0	+	
$f(x)$	0	↗	Max	0	Min	↗	0

Pour $x = \frac{3\pi}{4}$ $\quad y = \frac{e^{\frac{3\pi}{4}}}{\sqrt{2}}$.

Pour $x = \frac{7\pi}{4}$ $\quad y = -\frac{e^{\frac{7\pi}{4}}}{\sqrt{2}}$.

Lorsque $\sin x = 1$, c'est-à-dire pour $x = \frac{\pi}{2}$ $y = e^{\frac{\pi}{2}}$ la courbe étudiée est tangente à l'exponentielle e^x.

Lorsque $\sin x = -1$, c'est-à-dire pour $x = \frac{3\pi}{2}$ la courbe étudiée est tangente à l'exponentielle $-e^x$ car $y = -e^{\frac{3\pi}{2}}$ et $f'\left(\frac{3\pi}{2}\right) = -e^{\frac{3\pi}{2}}$.

La courbe représentative de $x \mapsto e^x \sin x$ a donc l'aspect d'une sinusoïde amortie pour les valeurs négatives de x et d'une sinusoïde amplifiée pour les valeurs positives de x; elle ondule entre les deux courbes e^x et $-e^x$.

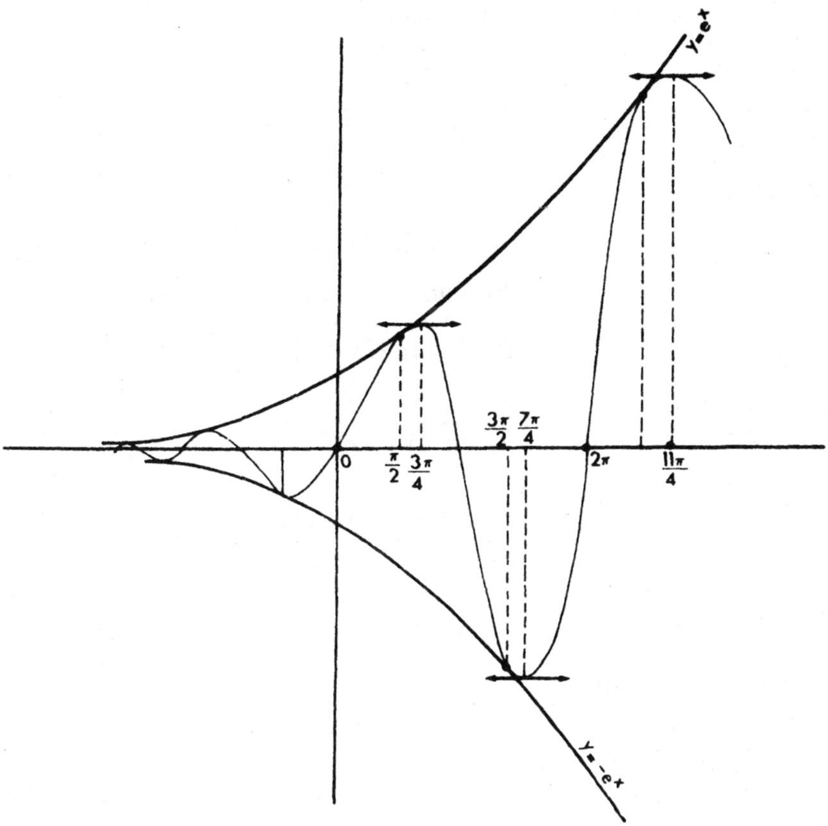

EXERCICES PROPOSÉS

20. Simplifier les expressions :

$$e^{4\ln 2},\quad \ln\sqrt[n]{e},\quad 2^{\ln_{16} 4},\quad 10^{\operatorname{colog} 10},\quad e^{\ln\sqrt{e}^{\left(\frac{1}{\sqrt{e}}\right)}}$$

$$\text{R} : 16,\ \frac{1}{n},\ \sqrt{2},\ 0{,}1,\ \frac{1}{e}.$$

21. Résoudre le système :

$$\begin{cases} a^x = y^a \\ a^{x+1} = y^{a+x} \end{cases}$$

$$\text{R} : x = \sqrt{a} \quad y = a^{\frac{1}{\sqrt{a}}} \quad \text{et} \quad x = -\sqrt{a} \quad y = a^{-\frac{1}{\sqrt{a}}}$$

22. Résoudre l'équation :

$$e^x + 4\,e^{-x} = 5$$

$$\text{R} : x = 0 \quad \text{et} \quad x = \ln 4.$$

Calculer les dérivées des fonctions :

23. Arc tg Kx R : $\dfrac{\mathrm{K}}{1 + \mathrm{K}^2 x^2}$.

24. Arc cos $e^{\sqrt{x}}$ R : $-\dfrac{e^{\sqrt{x}}}{2\sqrt{x(1 - e^{2\sqrt{x}})}}$

25. $(\sin x)^{\sin x}$ R : $(\sin x)^{\sin x} \cdot \cos x\,(1 + \ln \sin x)$.

26. $\ln \sin (2x - 3)$ R : $2 \operatorname{cotg} (2x - 3)$.

27. $\ln \dfrac{1 + 2\sqrt{x}}{1 - 2\sqrt{x}}$ R : $\dfrac{2}{\sqrt{x}\,(1 - 4x)}$.

28. $x^{\sin x}$ R : $x^{\sin x}\left(\dfrac{1}{x} \sin x + \ln x \cdot \cos x\right)$.

29. $\ln (\ln x)$ R : $\dfrac{1}{x \ln x}$.

30. Étudier les fonctions :

$$x \mapsto x \ln x$$
$$x \mapsto e^{-x^2}$$
$$x \mapsto \left(1 + \frac{1}{x}\right)^x$$
$$x \mapsto \ln\left(1 + \sin \frac{x}{3}\right)$$
$$x \mapsto e^{x^3 - 3x + 1}$$

31. Résoudre le système :

$$\begin{cases} 32^{x+y} = 1\,024^{x-1} \\ 81^{y+2x} = 3^{4(x+1)} \end{cases}$$

R : $x = \dfrac{3}{2}$ et $y = -\dfrac{1}{2}$.

CHAPITRE 5

FORMULE DE TAYLOR DÉVELOPPEMENTS LIMITÉS APPLICATIONS

THÉORÈME DE ROLLE

Si une fonction $f(x)$, continue sur l'intervalle $[a, b]$, s'annule pour $x = a$ et $x = b$, et admet une dérivée en tout point de l'intervalle $]a, b[$, sa dérivée s'annule au moins une fois à l'intérieur de cet intervalle.

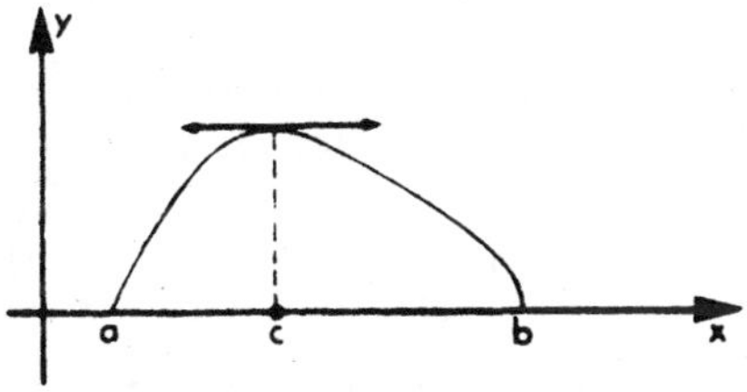

$$f'(c) = 0 \qquad c \in \,]a, b[$$

THÉORÈME DES ACCROISSEMENTS FINIS

Si une fonction $f(x)$ est continue sur l'intervalle $[a, b]$ et admet une dérivée en tout point de l'intervalle $]a, b[$ il existe au moins un nombre c compris entre a et b tel que

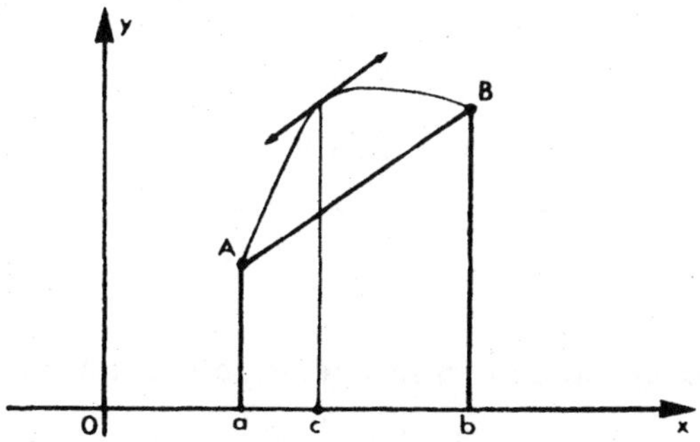

$$\boxed{f(b) - f(a) = (b - a)f'(c)}$$

$$f'(c) = \frac{f(b) - f(a)}{b - a}$$

mesure la pente de la droite AB

FORMULE DES ACCROISSEMENTS FINIS GÉNÉRALISÉE

Si $f(x)$ et $g(x)$ continues sur $[a, b]$, sont dérivables sur $]a, b[$ et si de plus $g'(x)$ ne s'annule pas sur $]a, b[$ alors il existe une valeur $c \in]a, b[$ et telle que

$$\frac{f(b)-f(a)}{g(b)-g(a)}=\frac{f'(c)}{g'(c)}$$

RÈGLE DE L'HOSPITAL

Pour $f(a)=g(a)=0$, et $x \in [a, b]$, la formule ci-dessus conduit à la règle suivante :

$$\text{si } \lim_{x \to a} \frac{f'(x)}{g'(x)} = \ell \text{ alors } \lim_{x \to a} \frac{f(x)}{g(x)} = \ell$$

La réciproque n'est cependant pas vérifiée : il se peut que $\frac{f(x)}{g(x)}$ admette une limite quand $x \to a$ sans que pour autant le rapport des dérivées en admette (Cf. exercices n° 9, 10 et 12).

FORMULE DE TAYLOR

Si $f(x)$, $f'(x)$, $f''(x)$ ... $f^{(n)}(x)$ sont définies et continues pour $a \leqslant x \leqslant b$, et si $f^{(n+1)}(x)$, dérivée d'ordre $n+1$, est définie pour $a < x < b$, on a :

$$f(b) = f(a) + \frac{b-a}{1} f'(a) + \frac{(b-a)^2}{2!} f''(a) + \dots + \frac{(b-a)^n}{n!} f^{(n)}(a) + R_n$$

où $R_n = \frac{(b-a)^{n+1}}{(n+1)!} f^{(n+1)}(c)$, c étant compris entre a et b.

Retenir essentiellement que R_n tend vers zéro avec $b - a$.

FORMULE DE MAC LAURIN

Les hypothèses étant les mêmes que ci-dessus, en remplaçant a par 0 et b par x, on a :

$$f(x) = f(0) + \frac{x}{1!} f'(0) + \frac{x^2}{2!} f''(0) + \dots + \frac{x^n}{n!} f^{(n)}(0) + R_n$$

où $R_n = \frac{x^{n+1}}{(n+1)!} f^{(n+1)}_{(\theta x)}$ avec $0 < \theta < 1$.

Cette quantité, R_n, qu'on appelle le reste tend vers zéro lorsque x tend vers zéro.

INFINIMENT PETITS. INFINIMENT GRANDS

1) $f(x)$ est un **infiniment petit d'ordre $p \in \mathbb{N}$** lorsque $x \to x_0$,

$$\text{si } f(x) = a\,(x - x_0)^p + \text{o}\,[(x - x_0)^p]$$

où $a \neq 0$ et $\text{o}\,[(x - x_0)^p]$, une valeur négligeable par rapport à $(x - x_0)^p$.
$\text{o}\,(x - x_0)^p$ se lit « petit o de $(x - x_0)^p$ ou, zéro de $(x - x_0)^p$ ».

Cette définition équivaut à :

$$\lim_{x \to x_0} \frac{f(x)}{(x - x_0)^p} = a, \qquad a \neq 0$$

Ainsi $\sin^2 x$ est un infiniment petit d'ordre 2 pour $x \to 0$.

2) $f(x)$ et $g(x)$ sont des infiniment petits équivalents lorsque $x \to x_0$ (ou $x \to \infty$) si :

$$\lim_{x \to x_0} f(x) = \lim_{x \to x_0} g(x) = 0$$

et

$$\lim_{x \to x_0} \frac{f(x)}{g(x)} = 1$$

et on note alors $f(x) \sim g(x)$, $(x \to x_0)$. C'est le cas pour $\sin^2 x$ et $\text{tg}^2\, x$ pour $x \to 0$.

3) $f(x)$ est un **infiniment grand d'ordre $p \in \mathbb{N}^*$** lorsque $x \to x_0$ (ou $x \to \infty$) si :

$$\lim f(x) \cdot (x - x_0)^p = a \in \mathbb{R}^*$$

$$\left(\text{ou} \lim_{x \to \infty} \frac{f(x)}{x^p} = a \in \mathbb{R}^*\right)$$

4) On dit que $f(x)$ et $g(x)$ sont des **infiniment grands équivalents**, lorsque x tend vers x_0, ou x tend vers l'infini, si

$$\lim_{x \to x_0} f(x) = \lim_{x \to x_0} g(x) = \infty$$

et

$$\lim_{x \to x_0} \frac{f(x)}{g(x)} = 1$$

on note

$$f(x) \sim g(x) \quad (x \to x_0).$$

Remarque : Pour déterminer l'ordre d'un infiniment petit ou d'un infiniment grand, on utilisera souvent les développements limités.

NOTIONS DE DÉVELOPPEMENT LIMITÉ

Une fonction $f(x)$ définie au voisinage de $x = x_0$, admet un développement limité d'ordre n au voisinage de $x = x_0$, s'il existe un polynôme :

$$P_n(x) = a_0 + a_1(x - x_0) + \ldots + a_n(x - x_0)^n$$

de degré n tel que $f(x) = P_n(x) + \circ(x - x_0)^n$ où $\circ(x - x_0)^n$ tend vers 0 lorsque x tend vers x_0.

Le polynôme $P_n(x)$ est la partie entière du développement et $\circ(x - x_0)^n$ le reste, ou terme complémentaire, qui tend vers 0 quand $x \to x_0$.

Nous voyons que la formule de Taylor conduit à un tel développement : il suffit d'y remplacer b par x et a par x_0 ; alors $a_p = \dfrac{f^{(p)}_{(x_0)}}{p\,!}$.

Si $x_0 = 0$, le développement limité de $f(x)$ au voisinage de l'origine a la forme

$$f(x) = a_0 + a_1 x + a_2 x^2 + \ldots + a_n x^n + \circ(x^n)$$

où $\circ(x^n) \to 0$ avec x ; on l'obtiendra grâce à la formule de Mac Laurin ; alors $a_p = \dfrac{f^{(p)}_{(0)}}{p\,!}$.

L'utilité du développement limité est de permettre d'approximer une fonction par un polynôme, et en particulier de donner au voisinage de 0 le terme de plus bas degré auquel elle est équivalente.

Ainsi, comme on va le voir dans les développements qui suivent, sin x, tg x, $e^x - 1$ sont équivalents à x, alors que $1 - \cos x$ est équivalent à $\dfrac{x^2}{2}$.

L'obtention des développements limités met à profit les trois théorèmes suivants :

1. Développement limité d'une fonction composée

Si $f(u)$ admet un développement limité d'ordre n au voisinage de u_0, et si $u = g(x)$ admet un développement limité d'ordre $p \leqslant n$ au voisinage de x_0, u_0 étant égal à $g(x_0)$, alors la fonction $y = f[g(x)]$ admet un développement limité d'ordre p pour $x = x_0$.

2. Intégration d'un développement limité

Si $f(x)$ continue dans $[a, b]$ admet un développement limité d'ordre n pour $x_0 \in [a, b]$, la fonction $\int_{x_0}^{x} f(t)\,dt$ admet pour $x \in [a, b]$ un développement limité d'ordre $n + 1$ dont la partie entière est obtenue en intégrant la partie entière du développement de $f(x)$.

3. Dérivation d'un développement limité

Si $f(x)$ est indéfiniment dérivable sur $[a, b]$ et si $0 \in [a, b]$, $f'(x)$ admet un développement limité d'ordre $(n-1)$ qui s'obtient par dérivation terme à terme de celui de $f(x)$ à l'ordre n.

(Cf. exercice n° 19)

FORMES INDÉTERMINÉES

On dit que $\varphi(x)$ est une **forme indéterminée** lorsque x tend vers x_0 (ou vers l'infini) si $\varphi(x)$ a l'une des formes suivantes :

a) $\dfrac{f(x)}{g(x)}$; $\lim\limits_{x \to x_0} f(x) = \lim\limits_{x \to x_0} g(x) = 0$ — forme $\dfrac{0}{0}$

b) $\dfrac{f(x)}{g(x)}$; $\lim\limits_{x \to x_0} f(x) = \lim\limits_{x \to x_0} g(x) = \infty$ — forme $\dfrac{\infty}{\infty}$

c) $f(x) \cdot g(x)$; $\lim\limits_{x \to x_0} f(x) = \infty$; $\lim\limits_{x \to x_0} g(x) = 0$ — forme $0 \times \infty$

d) $f(x) - g(x)$; $\lim\limits_{x \to x_0} f(x) = \lim\limits_{x \to x_0} g(x) = +\infty$ ou $-\infty$ — forme $\infty - \infty$

e) $[f(x)]^{g(x)}$; $\lim\limits_{x \to x_0} f(x) = 1$; $\lim\limits_{x \to x_0} g(x) = \infty$ — forme 1^∞

f) $[f(x)]^{g(x)}$; $\lim\limits_{x \to x_0} f(x) = \lim\limits_{x \to x_0} g(x) = 0$ — forme 0^0

g) $[f(x)]^{g(x)}$; $\lim\limits_{x \to x_0} f(x) = \infty$; $\lim\limits_{x \to x_0} g(x) = 0$ — forme ∞^0

Le problème posé par une forme indéterminée $\varphi(x)$, connu sous le nom de **levée de l'indétermination**, est le calcul effectif de

$$\lim_{x \to x_0} \varphi(x) \quad \text{ou} \quad \lim_{x \to \infty} \varphi(x).$$

Les règles suivantes permettent de simplifier le problème.

Pour a), b) et c) on peut remplacer f et g par des *équivalents*.

Pour d) :

$$f(x) - g(x) = f(x)\left[1 - \frac{g(x)}{f(x)}\right]$$

et alors, deux cas sont possibles :

— ou bien, $\lim\limits_{x \to x_0} \dfrac{g(x)}{f(x)} = 1$, et on se ramène au cas c),

— ou bien, $\lim\limits_{x \to x_0} \dfrac{g(x)}{f(x)} \neq 1$, et $f(x) - g(x)$ tend vers l'infini.

Pour e), f) et g) on écrit

$$[f(x)]^{g(x)} = e^{g(x) \ln f(x)}$$

et $g(x) \ln f(x)$ est une forme $\infty \times 0$ pour laquelle on peut utiliser des équivalents (Cf. exercices n° 15 et 16).

Remarque : Si f est une fonction quelconque, et si $u(x) \sim v(x)$, rien ne permet d'affirmer que l'on aura $f(u(x)) \sim f(v(x))$. Voici un exemple

$$f(u) = e^u$$

$$x^3 \sim x^3 + x^2 \qquad (x \to +\infty)$$

et cependant

$$\lim_{x \to +\infty} \frac{e^{x^3}}{e^{x^3 + x^2}} = 0.$$

PROPRIÉTÉS DES DÉVELOPPEMENTS LIMITÉS

Si

$$f(x) = P_n(x) + o[(x - x_0)^n]$$
$$g(x) = Q_n(x) + o[(x - x_0)^n]$$

alors

$$f(x) + g(x) = P_n(x) + Q_n(x) + o[(x - x_0)^n]$$

$$f(x) \cdot g(x) = P_n(x) \cdot Q_n(x) + o[(x - x_0)^n]$$

$$\frac{f(x)}{g(x)} = \frac{P_n(x)}{Q_n(x)} + o[(x - x_0)^n]$$

La division ci-dessus s'effectue suivant les puissances croissantes jusqu'à l'ordre n, $o[(x - x_0)^n]$ désignant chaque fois une quantité qui tend vers 0 quand $x \to x_0$.

Remarque : tout ce qui précède vaut pour $x_0 = 0$ (la formule de Mac Laurin donne alors le développement limité). On peut d'ailleurs toujours se ramener à ce cas en posant $t = x - x_0$: lorsque $x \to x_0$, $t \to 0$.

Des divers développements (Cf. exercices n° 1, 4, 5) on peut déduire les équivalences, lorsque x tend vers 0, des fonctions usuelles :

$\sin x \sim x$
$\cos x \sim 1 - \dfrac{x^2}{2}$
$\operatorname{tg} x \sim x$
$\ln(1+x) \sim x$
$\ln(1-x) \sim -x$
$\sqrt{1+x} \sim 1 + \dfrac{x}{2}$
$\sqrt{1-x} \sim 1 - \dfrac{x}{2}$
$\dfrac{1}{1-x} \sim 1 + x$
$\dfrac{1}{1+x} \sim 1 - x$
$e^x \sim 1 + x$

APPLICATIONS A L'ÉTUDE DES COURBES REPRÉSENTANT $x \mapsto f(x)$

Étude au voisinage d'un point

Soit M_0 le point d'abscisse x_0 sur le graphe de $f(x)$.

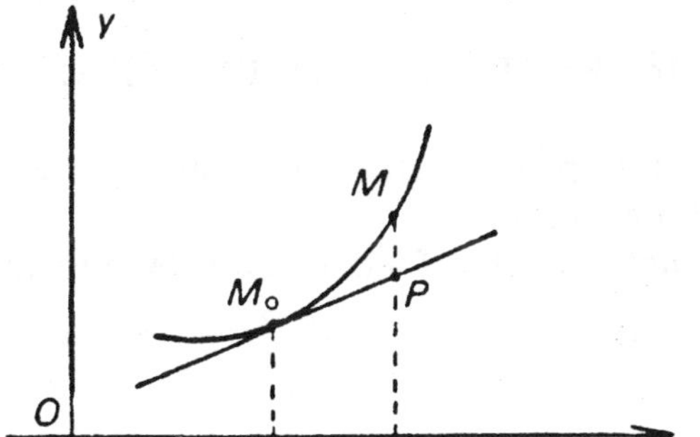

Si pour $x = x_0$, $f'(x)$ et $f''(x)$ sont continues, $f(x)$ admet un développement limité à l'ordre 2 :

$$f(x_0 + h) = f(x_0) + hf'(x_0) + \frac{h^2}{2!}\,[f''(x_0) + \varepsilon(h)]$$

où $\varepsilon(h) \to 0$ avec h.

L'équation de la tangente en M_0 est :

$$y - f(x_0) = f'(x_0)(x - x_0).$$

Le point P d'abscisse $x_0 + h$ sur cette tangente a pour ordonnée

$$y_P = f(x_0) + hf'(x_0),$$

PM a pour valeur

$$f(x_0 + h) - y_P \sim \frac{h^2}{2!} f''(x_0) \quad \text{si} \quad f''(x_0) \neq 0.$$

On en conclut que :

Si $f''(x_0) > 0$, $\overline{PM} > 0$ la courbe est située au-dessus de sa tangente et tourne sa concavité vers les y positifs.

Si $f''(x_0) < 0$, $\overline{PM} < 0$, la courbe est située au-dessous de sa tangente et tourne sa concavité vers les y négatifs.

Si $f''(x_0) = 0$ (et $f'''(x_0) \neq 0$) $\overline{PM}$ change de signe avec h et la courbe traverse sa tangente en M_0 qui est un point d'inflexion.

$$\left(\overline{PM} \sim \frac{h^3}{3!} f'''(x_0)\right).$$

Enfin si $f''(x_0) = f'''(x_0) = 0$ et $f^{(4)}(x_0) \neq 0$

$$\overline{PM} \sim \frac{h^4}{4!} f^{(4)}(x_0)$$

ne change pas de signe avec h : M_0 est un point **méplat.**

NOTIONS DE DÉVELOPPEMENTS EN SÉRIE

Certaines fonctions peuvent être représentées par leur développement de Mac Laurin prolongé à l'infini.

Le développement de telles fonctions est de la forme :

$$f(x) = a_0 + a_1 x + a_2 x^2 + \ldots + a_n x^n + \ldots$$

EXERCICES

ÉNONCÉS

1. Quel est le développement à l'ordre 5 de $\ln(1 + x)$ au voisinage de $x = 0$. En déduire celui de $\ln(1 - x)$.

2. Quel est le développement à l'ordre 4 de $y = \sqrt{1 - x^2}$ au voisinage de $x = 0$.

3. Quel est le développement limité à l'ordre n, de a^{3x}, au voisinage de $x = 0$.

4. En définissant $(1 + x)^n$, pour n quelconque par

$$(1+x)^n = \mathrm{e}^{n \ln(1+x)},$$

généraliser la formule du binôme de Newton; en déduire les développements limités de $\frac{1}{1+x}$, $\frac{1}{1-x}$, $\sqrt{1+x}$ et $\sqrt{1-x}$ au voisinage de $x = 0$.

5. Quel est le développement en série de e^x.

6. Quelle est la limite de $u^2 \sin^2 \frac{1}{u}$, lorsque u tend vers l'infini.

7. Quelle est la limite de $y = \dfrac{\sin x \ln(1+x^2)}{x \operatorname{tg} x}$ *lorsque* $x \to 0$

8. Quelle est la limite de $y = \dfrac{\mathrm{e}^{\frac{1}{x}} - \cos\frac{1}{x}}{1 - \sqrt{1 - \frac{1}{x^2}}}$ lorsque x tend vers l'infini.

9. Limite pour $x = 1$ de $y = \dfrac{x-1}{x^m - 1}$ $\quad m \in \mathbb{R}$ $(m \neq 0)$.

10. Limite de $y = \dfrac{\sin^2 x - \sin^2 a}{x^2 - a^2}$ lorsque $x \to a$.

11. Quelle est la limite lorsque x tend vers 0 de $y(x) = \dfrac{\operatorname{tg}^2 x(1-\cos x)}{x^3 \ln(1+x)}$.

12. Quelle est la limite de $y = \dfrac{\sin x \ln(1+x^2)}{x \operatorname{tg} x}$ lorsque $x \to 0$?

13. Quelle est la limite lorsque x tend vers 0 de $\dfrac{a^x - b^x}{x}$.

14. Limite de $y = (\pi - 2x) \operatorname{tg} x$ lorsque $x \to \frac{\pi}{2}$.

15. Limite de $y = (\cos x)^{\frac{1}{\sin^2 x}}$ lorsque x tend vers 0

16. Limite pour $x = 0$ de $y = (\sin x + \cos x)^{\frac{1}{x}}$.

17. Calculer la limite de $y = \dfrac{\ln \cos ax}{\ln \cos bx}$ lorsque $x \to 0$.

18. Limite pour $x = 0$ de $y = (1 + a \operatorname{tg}^2 x)^{\frac{1}{x \sin x}}$

19. Quel est le développement limité à l'ordre n de $y = \dfrac{x^2+1}{x^2-2x+1}$ au voisinage de $x = 0$.

SOLUTIONS

1. Si $f(x) = \ln(1+x)$ $\qquad f(0) = \ln 1 = 0$

$$\begin{aligned}
f'(x) &= \frac{1}{1+x} = (1+x)^{-1} & f'(0) &= 1\\
f''(x) &= -(1+x)^{-2} & f''(0) &= -1\\
f'''(x) &= 2(1+x)^{-3} & f'''(0) &= 2(1)^{-3} = 2\\
f^{(4)}(x) &= -2 \cdot 3(1+x)^{-4} & f^{(4)}(0) &= -2 \cdot 3(1)^{-4} = -6\\
f^{(5)}(x) &= +2 \cdot 3 \cdot 4(1+x)^{-5} & f^{(5)}(0) &= 2 \cdot 3 \cdot 4(1)^{-5} = 24.
\end{aligned}$$

D'où $\ln(1+x) = x - \dfrac{x^2}{2} + \dfrac{x^3}{3} - \dfrac{x^4}{4} + \dfrac{x^5}{5} + \circ(x^5)$.

De même le développement limité à l'ordre 5 de $\ln(1-x)$ s'obtient en changeant x en $-x$ dans le développement ci-dessus. Donc au voisinage de 0,

$$\ln(1-x) = -\left(x + \frac{x^2}{2} + \frac{x^3}{3} + \frac{x^4}{4} + \frac{x^5}{5} + \circ(x^5)\right).$$

---

2. Si $f(x) = \sqrt{1-x^2}$ $\qquad f(0) = \sqrt{1} = 1$

$$\begin{aligned}
f'(x) &= \frac{-x}{\sqrt{1-x^2}} = -x(1-x^2)^{-1/2} & f'(0) &= 0\\
f''(x) &= -(1-x^2)^{-1/2} + x^2(1-x^2)^{-3/2} & f''(0) &= -1
\end{aligned}$$

$$f'''(x) = -x(1-x^2)^{-3/2} + 2x(1-x^2)^{-3/2} + x^2\left(-\frac{3}{2}\right)(-2x)(1-x^2)^{-5/2},$$

$\vdots \qquad \vdots$

etc $\qquad$ et $f'''(0) = 0$

d'où, au voisinage de 0

$$\sqrt{1-x^2} = 1 - \frac{x^2}{2} + \frac{x^4}{8} + \circ(x^4).$$

---

3. Si $f(x) = a^{3x} = e^{3x \ln a}$ $\qquad f(0) = 1$

$$f'(x) = \frac{d}{dx}(e^{3x \ln a}) = 3 \cdot \ln a \, e^{3x \ln a} \qquad f'(0) = 3 \ln a$$

$$f''(x) = (3 \ln a)^2 e^{3x \ln a} \qquad f''(0) = (3 \ln a)^2$$

$$\vdots \qquad \vdots \quad \vdots$$

$$f^{(n)}(x) = (3 \ln a)^n e^{3x \ln a} \qquad f^{(n)}(0) = (3 \ln a)^n$$

D'où

$$a^{3x} = 1 + \frac{3x \ln a}{1\,!} + \frac{(3x \ln a)^2}{2\,!} + \ldots + \frac{(3x \ln a)^n}{n\,!} + o(x^n).$$

---

4. L'écriture $(1+x)^n = e^{n \ln(1+x)}$ suppose $1 + x > 0$, soit $x > -1$.

Si $f(x) = (1+x)^n = e^{n \ln(1+x)}$

$$f'(x) = \frac{d}{dx}[n \ln(1+x)] \cdot e^{n \ln(1+x)}$$

soit

$$f'(x) = \frac{n}{1+x} e^{n \ln(1+x)} = \frac{n}{(1+x)}(1+x)^n$$

$$= n(1+x)^{n-1} \quad \text{d'où} \quad f'(0) = n$$

(ainsi se trouve généralisée, pour n quelconque, la formule donnant la dérivée de $(1+x)^n$ pour n entier).

De même on trouvera pour $f''(x)$:

$$f''(x) = n(n-1)(1+x)^{n-2} \qquad \text{d'où} \quad f''(0) = n(n-1)$$

$$f'''(x) = n(n-1)(n-2)(1+x)^{n-3} \qquad \text{d'où} \quad f'''(0) = n(n-1)(n-2)$$

$$\vdots \qquad \vdots$$

$$f^{(p)}(x) = n(n-1)(n-2) \ldots (n-p+1)(1+x)^{n-p}$$

d'où

$$f^{(p)}(0) = n(n-1) \ldots (n-p+1).$$

On déduit, grâce à la formule de Mac Laurin le développement limité à l'ordre p de $(1+x)^n$:

$$1 + \frac{nx}{1!} + \frac{n(n-1)x^2}{2!} + \frac{n(n-1)(n-2)x^3}{3!} + \ldots$$

$$+ \frac{n(n-1) \ldots (n-p+1)x^p}{p\,!} + o(x^p).$$

Ainsi se trouve généralisée la formule du binôme de Newton. Le développement de $\frac{1}{1+x}$ s'obtient pour $n = -1$

$$\frac{1}{1+x} = 1 - x + x^2 - x^3 + \ldots + (-1)^p x^p + \circ(x^p).$$

Celui de $\dfrac{1}{1-x}$ s'obtient en changeant x en $-x$ dans le développement ci-dessus

$$\frac{1}{1-x} = 1 + x + x^2 + x^3 + \ldots + x^p + \circ(x^p).$$

Celui de $\sqrt{1+x}$ s'obtient pour $n = \dfrac{1}{2}$

$$\sqrt{1+x} = 1 + \frac{1}{2}x - \frac{1}{2}\cdot\frac{1}{4}x^2 + \frac{1}{2}\cdot\frac{1}{4}\cdot\frac{3}{6}x^3 + \ldots$$

$$+ (-1)^{p-1}\frac{1\cdot 3\cdot 5 \cdots (2p-3)}{2\cdot 4\cdot 6 \cdots 2p}x^p + \circ(x^p).$$

De même le développement limité de $\sqrt{1-x}$, s'obtiendra en changeant x en $-x$ dans le développement précédent.

---

5. Nous avons vu que $\dfrac{d}{dx}(e^x) = e^x$.

Donc si

$$\begin{aligned} f(x) &= e^x \\ f(0) &= 1 \\ f'(0) &= 1 \\ f''(0) &= 1. \\ &\vdots \\ f^n(0) &= 1 \\ &\vdots \end{aligned}$$

La formule de Mac Laurin nous conduit donc au développement en série de e^x :

$$\boxed{e^x = 1 + \frac{x}{1} + \frac{x^2}{2!} + \frac{x^3}{3!} + \cdots + \frac{x^n}{n!} + \cdots}$$

Quel est le développement en série de sin x

Si $f(x) = \sin x$

$$\begin{aligned} f'(x) &= \cos x &&= \sin\left(x + \frac{\pi}{2}\right) \\ f''(x) &= -\sin x &&= \sin(x + \pi) \\ &\vdots & &\vdots \\ f^{(n)}(x) &= &&= \sin\left(x + n\frac{\pi}{2}\right). \end{aligned}$$

Pour $x = 0$

$$\begin{aligned} f(0) &= 0 \\ f'(0) &= 1 \\ f''(0) &= 0 \\ &\vdots \end{aligned}$$

$$f^{n}(0) = \sin n\frac{\pi}{2} = \begin{cases} 0 & \text{si } n \text{ pair} \\ \pm 1 & \text{si } n \text{ impair.} \end{cases}$$

On en conclut que :

$$\boxed{\sin x = x - \frac{x^3}{3!} + \frac{x^5}{5!} - \frac{x^7}{7!} + \frac{x^9}{9!} - \dots}.$$

Quel est le développement en série de cos x

Si $f(x) = \cos x$

$$\begin{aligned} f'(x) &= -\sin x = \cos\left(x + \frac{\pi}{2}\right) \\ f''(x) &= -\cos x = \cos(x + \pi) \\ &\vdots \qquad\qquad \vdots \\ f^{(n)}(x) &= \qquad\quad = \cos\left(x + n\frac{\pi}{2}\right). \end{aligned}$$

Pour $x = 0$

$$\begin{aligned} f(0) &= 1 \\ f'(0) &= 0 \\ f''(0) &= -1 \\ &\vdots \end{aligned}$$

$$f^{(n)}(0) = \cos n\frac{\pi}{2} = \begin{cases} 0 & \text{si } n \text{ impair} \\ \pm 1 & \text{si } n \text{ pair.} \end{cases}$$

On en conclut que

$$\boxed{\cos x = 1 - \frac{x^2}{2!} + \frac{x^4}{4!} - \frac{x^6}{6!} + \frac{x^8}{8!} \dots}.$$

---

6. Lorsque u tend vers l'infini, $\frac{1}{u} \to 0$ et $\sin\frac{1}{u} \sim \frac{1}{u}$

$$\sin^2\frac{1}{u} \sim \frac{1}{u^2} \text{ d'où } u^2 \sin^2\frac{1}{u} \sim u^2 \cdot \frac{1}{u^2} = 1.$$

---

7. Lorsque x tend vers 0, x^2 tend également vers 0, et $\ln(1+x^2) \sim x^2$. D'autre part $\sin x \sim x$ et $\operatorname{tg} x \sim x$.

Donc $y \sim \dfrac{x \cdot x^2}{x \cdot x}$ soit $y \sim x$.

Donc y tend vers 0 lorsque x tend vers 0.

---

8. Lorsque x tend vers l'infini, $\dfrac{1}{x}$ tend vers 0 :

$$e^{\frac{1}{x}} \sim 1 + \frac{1}{x}$$

$$\cos \frac{1}{x} \sim 1 - \frac{1}{2x^2} \qquad y \sim \frac{1 + \frac{1}{x} - 1 + \frac{1}{2x^2}}{1 - 1 + \frac{1}{2x^2}}$$

$$\sqrt{1 - \frac{1}{x^2}} \sim 1 - \frac{1}{2x^2}$$

soit

$$y \sim \frac{\frac{1}{x}}{\frac{1}{2x^2}}$$

ou $y \sim 2x$ et tend vers l'infini.

---

9. Pour $x = 1$, y se présente sous la forme indéterminée $\dfrac{0}{0}$.

Posons $x = 1 + t$:

$$y = \frac{t}{(1+t)^m - 1} = \frac{t}{1 + mt + \circ(t) - 1}$$

La limite de y est $\dfrac{1}{m}$.

Remarque : La règle de L'Hospital s'applique et donne :

$$\lim_{x \to 1} \frac{x-1}{x^m - 1} = \left[\frac{1}{mx^{m-1}}\right]_{x=1} = \frac{1}{m}$$

---

10. Lorsque $x \to a$, y présente une indétermination du type $\dfrac{0}{0}$. Nous pouvons écrire y sous la forme

$$y = \frac{\sin x - \sin a}{x - a} \cdot \frac{\sin x + \sin a}{x + a}$$

$$y = 2 \cdot \frac{\sin \frac{x-a}{2} \cos \frac{x+a}{2}}{2 \frac{x-a}{2}} \cdot \frac{\sin x + \sin a}{x+a}$$

Lorsque $x \to a$, $x - a \to 0$ et $\sin \frac{x-a}{2} \sim \frac{x-a}{2}$

$$\cos \frac{x+a}{2} \to \cos a \quad \text{et} \quad \frac{\sin x + \sin a}{x+a} \to \frac{\sin a}{a}$$

Par conséquent :

$$\lim_{x \to a} \frac{\sin^2 x - \sin^2 a}{x^2 - a^2} = \frac{\sin a \cos a}{a}$$

La remarque de l'exercice précédent conduit à

$$\lim_{x \to a} \left[\frac{\sin^2 x - \sin^2 a}{x^2 - a^2}\right] = \left[\frac{2 \sin x \cos x}{2x}\right]_{x=a} = \frac{\sin a \cos a}{a}$$

---

11. Au voisinage de 0, $\mathrm{tg}^2 x \sim x^2$ et $\cos x \sim 1 - \frac{x^2}{2}$.

Le développement limité de $\ln(1 + x)$ au voisinage de $x = 0$ est

$$\ln(1 + x) = x - \frac{x^2}{2} + \circ(x^2)$$

et $\ln(1 + x) \sim x$; y est équivalent à $\dfrac{x^2 \cdot \frac{x^2}{2}}{x^3 \cdot x} = \dfrac{1}{2}$

$$\lim_{x \to 0} y(x) = \frac{1}{2}$$

---

12. Lorsque x tend vers 0, x^2 tend également vers 0, et

$$\ln(1 + x^2) \sim x^2$$

D'autre part $\sin x \sim x$ et $\mathrm{tg}\, x \sim x$.

Donc $y \sim \dfrac{x \cdot x^2}{x \cdot x}$ soit $y \sim x$.

Donc y tend vers 0 lorsque x tend vers 0.

---

13. a^x peut s'écrire $e^{x \ln a}$

$$e^{x \ln a} \sim 1 + x \ln a$$

$$\frac{a^x - b^x}{x} \sim \frac{1 + x \ln a - 1 - x \ln b}{x} = \ln a - \ln b$$

et la limite cherchée est $\ln \frac{a}{b}$.

De même, la règle de L'Hospital conduit au résultat

$$\lim_{x \to 0} \left(\frac{a^x - b^x}{x}\right) = \left(\frac{a^x \ln a - b^x \ln b}{1}\right)_{x=0} = \ln \frac{a}{b}.$$

---

14. Lorsque $x \to \frac{\pi}{2}$, $\pi - 2x \to 0$, $\operatorname{tg} x \to \infty$ et y se présente sous la forme indéterminée $0 \times \infty$.

Posons :

$$x = \frac{\pi}{2} + u\ ; \quad u \to 0 \text{ lorsque } x \to \frac{\pi}{2}$$

alors :

$$\begin{aligned} y &= \left[\pi - 2\left(\frac{\pi}{2} + u\right) \times \operatorname{tg}\left(\frac{\pi}{2} + u\right)\right] \\ &= (-2u) \cdot (-\operatorname{cotg} u) \\ &= \frac{2u}{\operatorname{tg} u} \end{aligned}$$

Lorsque $u \to 0$, $\operatorname{tg} u \sim u$ et $y \sim \frac{2u}{u} = 2$.

Par conséquent

$$\lim_{x \to \frac{\pi}{2}} (\pi - 2x) \cdot \operatorname{tg} x = 2.$$

---

15. Lorsque x tend vers 0, y se présente sous la forme indéterminée 1^∞ et

$$\ln y = \frac{1}{\sin^2 x} \ln \cos x$$

Lorsque $x \to 0$, $\cos x \to 1$ et $\ln \cos x \sim \cos x - 1$

$$\ln y \sim \frac{1}{x^2} (\cos x - 1)$$

ou $$\ln y \sim \frac{1}{x^2}\left(-\frac{x^2}{2}\right)$$

et $$\lim_{x \to 0} \ln y = -\frac{1}{2} \quad \text{ou} \quad \lim_{x \to 0} y = e^{-\frac{1}{2}} = \frac{1}{\sqrt{e}}$$

---

16. Partons du logarithme de y :

$$\ln y = \frac{1}{x} \ln (\sin x + \cos x)$$

Au voisinage de 0, $$\sin x = x - \frac{x^3}{3\,!} + \circ (x^3)$$

$$\cos x = 1 - \frac{x^2}{2\,!} + \frac{x^4}{4\,!} + \circ (x^4)$$

$$\sin x + \cos x = 1 + x - \frac{x^2}{2\,!} - \frac{x^3}{3\,!} + \circ (x^3) = 1 + v$$

où v désigne la quantité $x - \frac{x^2}{2\,!} - \frac{x^3}{3\,!} + \circ (x^3)$ qui tend vers 0 avec x.

$$\ln (\sin x + \cos x) = \ln (1 + v) = v - \frac{v^2}{2\,!} + \circ (v^2) \sim v \sim x.$$

Donc

$$\lim_{x \to 0} \ln y = 1 \quad \text{et} \quad \lim_{x \to 0} y = e$$

---

17. Lorsque $x \to 0$, cos ax et cos bx tendent vers 1 et y se présente sous la forme indéterminée $\frac{0}{0}$.

Au voisinage de $u = 0$

$$\cos u = 1 - \frac{u^2}{2\,!} + \circ (u^2) = 1 + v$$

$$\ln \cos u = \ln (1 + v) \sim v \sim -\frac{u^2}{2\,!}.$$

On en conclut que $$\ln \cos ax \sim -\frac{(ax)^2}{2\,!}$$

et que $$\ln \cos bx \sim -\frac{(bx)^2}{2\,!}$$

et
$$y \sim \frac{-\dfrac{(ax)^2}{2\,!}}{-\dfrac{(bx)^2}{2\,!}} = \frac{a^2}{b^2}.$$

Finalement
$$\lim_{x\to 0} \frac{\ln \cos ax}{\ln \cos bx} = \frac{a^2}{b^2}.$$

La règle de L'Hospital conduit à :

$$\lim_{x\to 0}\left[\frac{\ln \cos ax}{\ln \cos bx}\right] = \lim_{x\to 0}\left[\frac{-\dfrac{a \sin ax}{\cos ax}}{-\dfrac{b \sin bx}{\cos bx}}\right] \sim \frac{-a^2 x}{-b^2 x} = \frac{a^2}{b^2}.$$

---

18. Pour $x = 0$, y se présente sous la forme 1^∞.

$$\ln y = \frac{1}{x \sin x} \ln (1 + a \operatorname{tg}^2 x).$$

Au voisinage de 0, $\sin x \sim x$, $\operatorname{tg} x \sim x$ et $\ln (1 + a \operatorname{tg}^2 x) \sim ax^2$, d'où

$$\lim_{x\to 0} \ln y = a \quad \text{et} \quad \lim_{x\to 0} y = \mathrm{e}^a.$$

---

19. Nous savons que, au voisinage de $x = 0$:

$$\frac{1}{1-x} = 1 + x + x^2 + x^3 + \ldots + x^n + \circ (x^n)$$

$$\frac{1}{(1-x)^2} = \left(\frac{1}{1-x}\right)' = 1 + 2x + 3x^2 + \ldots + (n+1)x^n + \circ (x^n).$$

On en déduit le développement de y par multiplication par $1 + x^2$

$$\begin{aligned} y &= (1+x^2)\,[1 + 2x + 3x^2 + \ldots + (n+1)x^n + \circ (x^n)] \\ &= 1 + 2x + 4x^2 + 6x^3 + \ldots + 2nx^n + \circ (x^n). \end{aligned}$$

EXERCICES PROPOSÉS

20. Retrouver grâce aux résultats de l'exercice 4, les développements limités à l'ordre p de

$$\frac{1}{1+x^2}, \ \frac{1}{\sqrt{1-x^2}}, \ \sqrt{1-x^2}.$$

et par ailleurs celui de $\operatorname{tg} x$ à l'ordre 5.

(Il suffira de remplacer x par x^2 dans les développements de $\frac{1}{1+x}$, $\frac{1}{\sqrt{1-x}}$ et $\sqrt{1-x}$).

Pour le développement limité de $y = \operatorname{tg} x$, au 5ᵉ ordre, au voisinage de $x = 0$, on pourra effectuer la division du développement de $\sin x$ par celui de $\cos x$

$$\text{R} : \operatorname{tg} x = x + \frac{x^3}{3} + \frac{2x^5}{5} + \circ(x^5)$$

---

21. Quelle est la limite, lorsque x tend vers zéro de

$$\frac{\text{L}(1+x) - \sin x + 1 - \cos x}{\operatorname{tg} x - x} \qquad \text{R} : \frac{3}{2}.$$

(Il suffit de remplacer chacun des termes par son développement à l'ordre 3).

---

22. Quelle est la limite de $y = \left(\frac{a^x + b^x}{2}\right)^{\frac{1}{x}}$, lorsque x tend vers 0

$$\text{R} : \sqrt{ab}$$

($a^x = \mathrm{e}^{x \ln a}$ se développe sans difficulté dans $\ln y$).

---

23. Quelle est la limite de $y = \dfrac{\ln \frac{x+1}{x+2}}{\sin \frac{x+1}{x^2+2}}$ lorsque x tend vers l'infini. R : – 1.

(Mettre $\ln \frac{x+1}{x+2}$ sous la forme $\ln(1 + f(x))$ où $f(x) \to 0$ et $x \to \infty$).

---

24. Étude et représentation graphique de la fonction :

$$x \mapsto f(x) = \sqrt{x^2 - 2x}$$

$f(x)$ est défini pour $x^2 - 2x \geqslant 0$ c'est-à-dire si x n'est pas compris entre 0 et 2.

Calculons la dérivée $f'(x)$ et pour cela posons $x^2 - 2x = u$, soit $y = \sqrt{u}$.

$$\frac{\mathrm{d}f}{\mathrm{d}x} = \frac{u'}{2\sqrt{u}} = \frac{x-1}{\sqrt{x^2-2x}}$$

$f'(x)$ est positif pour $x > 1$.

Tableau de variation.

x	$-\infty$		0	▨	2		$+\infty$
$f'(x)$		$-$	$-\infty$	▨	$+\infty$	$+$	
$f(x)$	$+\infty$	↘	0	▨	0	↗	$+\infty$

Lorsque $x \to \pm\infty$ $f(x) \to +\infty$: déterminons les asymptotes obliques.

$\underline{x \to +\infty}$

$$\frac{f(x)}{x} = \frac{\sqrt{x^2 - 2x}}{x} = \sqrt{1 - \frac{2}{x}}$$

$\dfrac{f(x)}{x}$ a pour limite $+1$: $a = +1$.

$$f(x) - x = \sqrt{x^2 - 2x} - x.$$

Multiplions et divisons $f(x) - x$ par $\sqrt{x^2 - 2x} + x$.

$$f(x) - x = \frac{(\sqrt{x^2 - 2x} - x)(\sqrt{x^2 - 2x} + x)}{\sqrt{x^2 - 2x} + x}$$

$$= \frac{-2x}{\sqrt{x^2 - 2x} + x.}$$

Lorsque $x \to +\infty$ le dénominateur est équivalent à $2x$ et $f(x) - x$ tend vers -1 : $b = -1$, donc lorsque $x \to +\infty$ la droite $y = x - 1$ est l'asymptote.

$\underline{x \to -\infty}$

$$\frac{f(x)}{x} = \frac{\sqrt{x^2 - 2x}}{x} = \frac{\sqrt{x^2\left(1 - \frac{2}{x}\right)}}{x} = \frac{-x\sqrt{1 - \frac{2}{x}}}{x} = -\sqrt{1 - \frac{2}{x}}.$$

Lorsque $x \to -\infty$, $\dfrac{f(x)}{x} \to -1$: $a = -1$.

$$f(x) - ax = f(x) + x = \sqrt{x^2 - 2x} + x.$$

Multiplions et divisons cette quantité par la quantité conjuguée :

$$\sqrt{x^2 - 2x} - x$$

$$f(x) + x = \frac{-2x}{\sqrt{x^2 - 2x} - x}.$$

Lorsque $x \to -\infty$, $f(x) + x$ est équivalent à $\dfrac{-2x}{-2x} = +1$ et la courbe admet lorsque $x \to -\infty$, l'asymptote $y = -x + 1$.

Remarque : il est plus rapide de calculer le développement de $\dfrac{f(x)}{x}$ par la formule du binôme.

Par exemple pour x infini positif :

$$\frac{f(x)}{x} = \sqrt{1 - \frac{2}{x}} = \left(1 - \frac{2}{x}\right)^{1/2} \simeq 1 + \frac{1}{2}\left(-\frac{2}{x}\right) + \left(\frac{1}{2}\right)\left(-\frac{1}{2}\right)\left(-\frac{2}{x}\right)^2 \frac{1}{2!} + \ldots$$

et $f(x) \simeq x - 1 - \dfrac{1}{2x}$ qui donne également la position de la courbe par rapport à son asymptote. $y = x - 1$.

Courbe représentative.

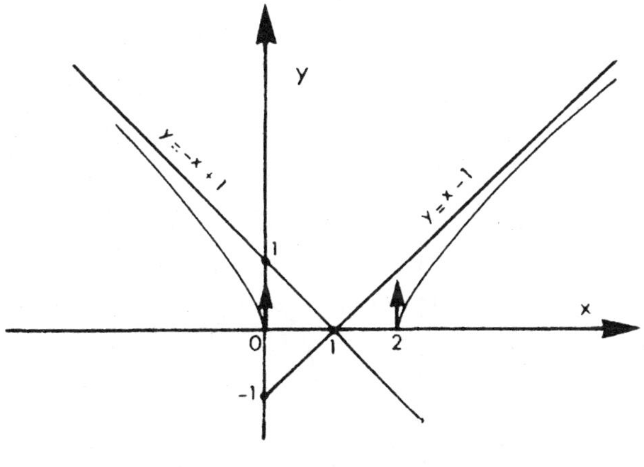

25. Étudier les variations de la fonction :

$$x \mapsto f(x) = \frac{x}{x^2 - 5x + 4}.$$

Cette fonction n'est pas définie pour les valeurs qui annulent le dénominateur c'est-à-dire pour $x = 1$ et $x = 4$.

Sa dérivée est de la forme $\dfrac{vu' - uv'}{v^2}$, avec $u = x \quad u' = 1$ et

$$v = x^2 - 5x + 4, \quad v' = 2x - 5.$$

D'où $f'(x) = \dfrac{4 - x^2}{(x^2 - 5x + 4)^2}$ s'annule pour $x = \pm 2$.

D'où le tableau de variation :

x	$-\infty$		-2		0		1		$+2$		4		$+\infty$
$f'(x)$		$-$		$+$		$+$	‖	$+$		$-$	‖	$-$	
$f(x)$	0	↘	$-\frac{1}{9}$	↗	0	↗	$+\infty$ ‖ $-\infty$	↗	-1	↘	$-\infty$ ‖ $+\infty$	↘	0

Lorsque $x \to \pm\infty$, $f(x) \sim \frac{x}{x^2}$ tend vers 0.

L'axe des x est donc une asymptote.

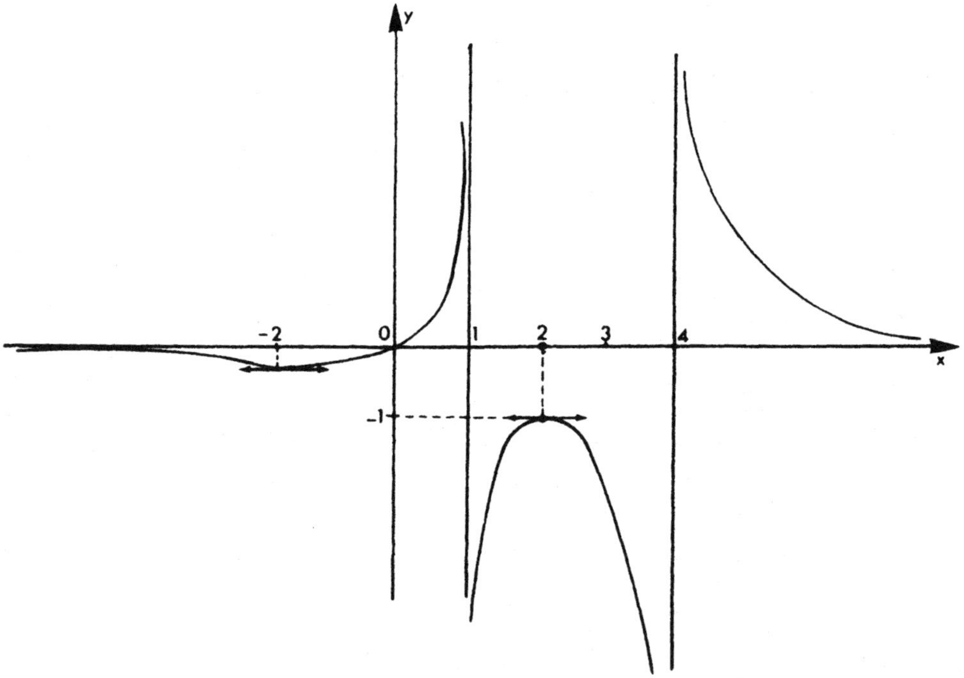

26. Étudier les variations de la fonction :

$$x \mapsto f(x) = \frac{\cos 2x}{\cos x}.$$

Cette fonction est définie et continue sauf pour les valeurs qui annulent le dénominateur, c'est-à-dire $x = \frac{\pi}{2} + K\pi$.

Si x augmente de 2π, y ne change pas; y est donc périodique et de période au plus égale à 2π.

$f(-x) = f(x)$ la fonction est paire et sa courbe représentative symétrique par rapport à l'axe des y. Nous pouvons donc limiter à $(0, \pi)$ l'intervalle de variation. Remarquons cependant que le changement de x en $\pi - x$ change $f(x)$ en $-f(x)$: en effet

$$f(\pi - x) = \frac{\cos 2(\pi - x)}{\cos(\pi - x)} = -\frac{\cos 2x}{\cos x} = -f(x).$$

il suffira donc d'étudier la fonction de 0 à $\frac{\pi}{2}$ et de tenir compte de cette dernière symétrie par rapport au point $x = \frac{\pi}{2}$ $y = 0$.

On peut écrire $f(x) = \dfrac{2\cos^2 x - 1}{\cos x} = 2\cos x - \dfrac{1}{\cos x}$.

La dérivée est $f'(x) = -2\sin x - \dfrac{\sin x}{\cos^2 x} = -\sin x\left(2 + \dfrac{1}{\cos^2 x}\right)$.

Le tableau de variation est donc :

x	0		$\pi/4$		$\pi/2$
$f'(x)$		$-$		$-$	‖
$f(x)$	1	$\searrow$	0	$\searrow$	$-\infty$ ‖

Lorsque $x \to \frac{\pi}{2}$, $\cos 2x \to -1$ et $f(x) \to -\infty$.

D'où la courbe représentative :

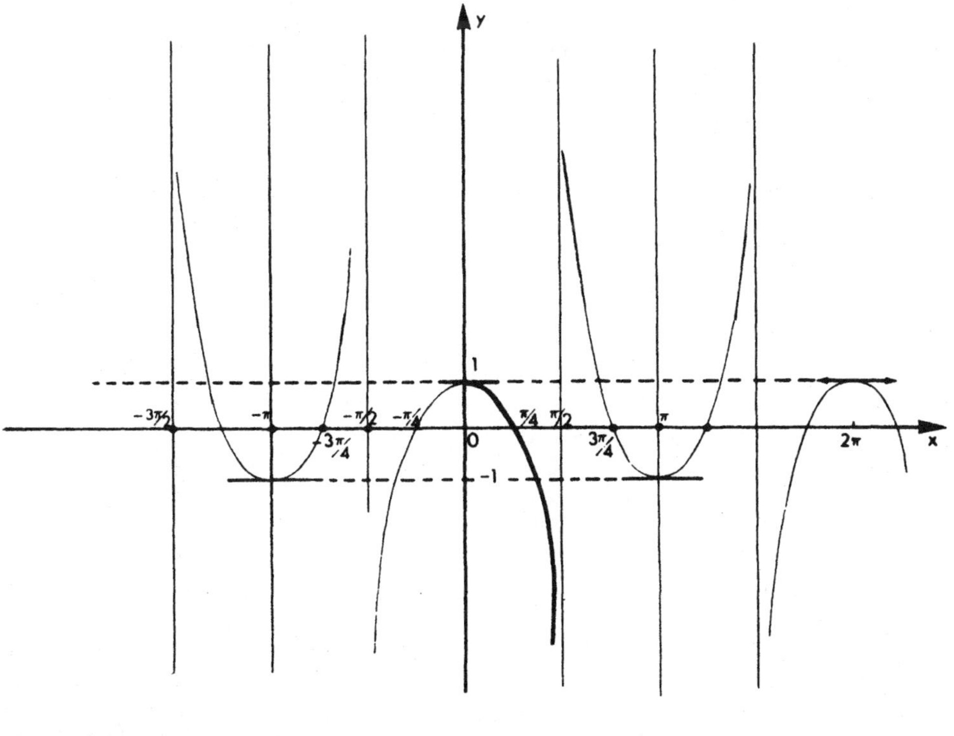

27. Quelles sont les équations de la tangente et de la normale à la courbe représentative de la fonction $x \mapsto x^2 + 3x - 10$ au point d'abscisse 2.

$$\text{R} : y = 7x - 14 \text{ et } y = \frac{2 - x}{7}.$$

28. Même question pour la fonction définie par $2x^2 - y^2 = 9$ au point de coordonnées $(-3, 3)$.

$$\text{R} : y = -2x - 3 \text{ et } y = \frac{x + 9}{2}.$$

29. Quel est au point de coordonnées $(at^2, 2\,at)$ l'équation de la tangente à la parabole $y^2 = 4\,ax$

$$\text{R} : y = \frac{x}{t} + at.$$

30. Étudier la fonction :

$$x \mapsto \frac{\sqrt[3]{x^3 - 2x + 1}}{x + 1}.$$

31. Étudier la fonction $x \mapsto \dfrac{\sin x}{x}$.

32. Étudier la fonction $x \mapsto x \operatorname{arctg} x$.

33. Étudier la fonction $x \mapsto \dfrac{\arcsin x}{\sqrt{1 - x^2}}$.

CHAPITRE 6

FONCTIONS DE PLUSIEURS VARIABLES

DÉFINITION

C'est une application de $\mathbb{R}^n$ (espace à n dimensions) dans $\mathbb{R}$

$$(x_1, x_2, ..., x_n) \xrightarrow{f} f(x_1, x_2, ..., x_n) \in \mathbb{R}$$

généralement on étudie les fonctions de deux ou trois variables $f(x, y)$ ou $f(x, y, z)$.

CONTINUITÉ

$P_0(x_0, y_0, z_0)$ et $P(x, y, z)$ étant deux points de $\mathbb{R}^3$, f est continue en P_0 si $f(P_0)$ existe et si $f(P)$ tend vers $f(P_0)$, lorsqu e $P \to P_0$, ou $f(x, y, z) \to f(x_0, y_0, z_0)$ lorsque $(x, y, z) \to (x_0, y_0, z_0)$.

LIGNES DE NIVEAU, LIGNES DE PENTE

Les **lignes de niveau** sont définies par $f(P)$ = constante (ex. pour une fonction de deux variables $f(x, y)$ = constante). Les **lignes de pente** sont en tout point perpendiculaires aux lignes de niveau.

DÉRIVÉES PARTIELLES

La dérivée partielle première de $f(x, y, z)$ au point $P_0(x_0, y_0, z_0)$ est la limite si elle existe de

$$\frac{f(x, y_0, z_0) - f(x_0, y_0, z_0)}{x - x_0}$$

lorsque x tend vers x_0.

On la note $\left(\frac{\partial f}{\partial x}\right)_{P_0}$

$$\left(\frac{\partial f}{\partial x}\right)_{P_0} = \lim_{x \to x_0} \frac{f(x, y_0, z_0) - f(x_0, y_0, z_0)}{x - x_0}$$

On définit de même les dérivées partielles du 1er ordre par rapport à y et z.

La dérivée partielle du second ordre f''_{x^2} est la dérivée de celle du 1er ordre, ainsi

$$\frac{\partial^2 f}{\partial x^2} = \frac{\mathrm{d}}{\mathrm{d}x}\left(\frac{\partial f}{\partial x}\right), \quad \frac{\partial^2 f}{\partial x\, \partial y} = \frac{\mathrm{d}}{\mathrm{d}x}\left[\frac{\partial f}{\partial y}\right].$$

THÉORÈME DE SCHWARZ

On démontre que si $\frac{\partial^2 f}{\partial x\, \partial y}$ et $\frac{\partial^2 f}{\partial y\, \partial x}$ sont continues alors elles sont égales

$$\boxed{\frac{\partial^2 f}{\partial x\, \partial y} = \frac{\partial^2 f}{\partial y\, \partial x}}$$

DIFFÉRENTIELLE D'UNE FONCTION DE PLUSIEURS VARIABLES

Pour une fonction de deux variables $f(x, y)$ la différentielle est :

$$\boxed{\mathrm{d}f = \frac{\partial f}{\partial x}\,\mathrm{d}x + \frac{\partial f}{\partial y}\,\mathrm{d}y}$$

On peut, compte tenu du théorème de Schwarz, déduire que toute quantité du type P (x, y) dx + Q (x, y) dy ne peut représenter la **différentielle exacte** d'une fonction f que si $\frac{\partial P}{\partial y} = \frac{\partial Q}{\partial x}$.

De même pour une fonction de 3 variables $f(x, y, z)$ la différentielle est :

$$\boxed{\mathrm{d}f = \frac{\partial f}{\partial x}\,\mathrm{d}x + \frac{\partial f}{\partial y}\,\mathrm{d}y + \frac{\partial f}{\partial z}\,\mathrm{d}z}$$

et l'expression P (x, y, z) dx + Q (x, y, z) dy + R (x, y, z) dz n'est la différentielle d'une fonction $f(x, y, z)$ que si

$$\frac{\partial R}{\partial y} = \frac{\partial Q}{\partial z}, \quad \frac{\partial P}{\partial z} = \frac{\partial R}{\partial x}, \quad \frac{\partial Q}{\partial x} = \frac{\partial P}{\partial y}$$

qui traduisent les trois couples d'égalités entre les dérivées partielles secondes de $f(x, y, z)$.

RAPPELS SUR LES VECTEURS

Théorème des projections

La projection d'une somme de vecteurs sur une droite ou un plan est égale à la somme des projections de ces vecteurs sur cette droite ou ce plan.

Composants d'un vecteur dans un trièdre orthonormé

X, Y, Z étant les mesures algébriques des projections d'un vecteur $\vec{V}$ suivant les axes Ox, Oy, Oz et $\vec{i}, \vec{j}, \vec{k}$ les vecteurs unitaires de ces trois axes

$$\boxed{\vec{V} = X\vec{i} + Y\vec{j} + Z\vec{k}}$$

Produit scalaire de deux vecteurs $\vec{V}$ (X, Y, Z) et $\vec{V}'$ (X′, Y′, Z′)

C'est le scalaire

$$\begin{aligned}\vec{V} \cdot \vec{V}' &= |\vec{V}| \cdot |\vec{V}'| \cdot \cos(\vec{V}, \vec{V}') \\ &= XX' + YY' + ZZ'\end{aligned}$$

Il est nul si l'un des vecteurs est nul ou si les directions de $\vec{V}$ et $\vec{V}'$ sont orthogonales.

Produit vectoriel de $\vec{V}$ et $\vec{V}'$

C'est le vecteur $\vec{W} = \vec{V} \wedge \vec{V}'$

$$= (YZ' - ZY')\vec{i} + (ZX' - XZ')\vec{j} + (XY' - YX')\vec{k}\,.$$

où $\vec{W} = \begin{vmatrix} Y & Z \\ Y' & Z' \end{vmatrix} \cdot \vec{i} + \begin{vmatrix} Z & X \\ Z' & X' \end{vmatrix} \cdot \vec{j} + \begin{vmatrix} X & Y \\ X' & Y' \end{vmatrix} \cdot \vec{k}$

$\vec{W}$ est perpendiculaire au plan de $\vec{V}$ et $\vec{V}'$.

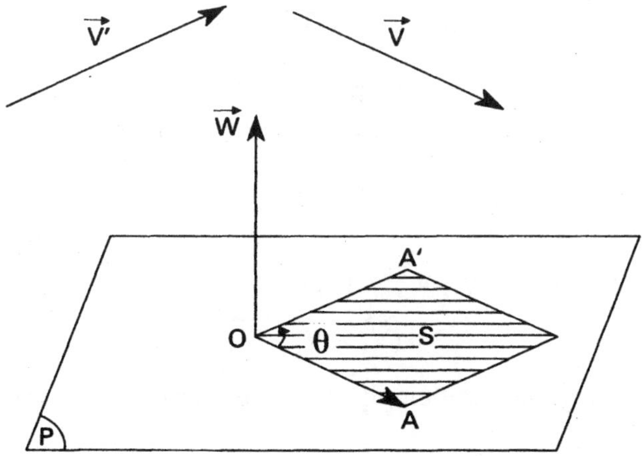

Propriétés du produit vectoriel

Le module de $\overrightarrow{W}$ est

$$|\overrightarrow{W}| = |\overrightarrow{V}| \cdot |\overrightarrow{V}'| \, |\sin(\overrightarrow{V} \cdot \overrightarrow{V}')|$$

soit

$$|\overrightarrow{W}| = |OA| \cdot |OA'| \cdot |\sin\theta|$$

et mesure l'aire S du parallélogramme construit sur $\overrightarrow{OA}$ et $\overrightarrow{OA}'$.

La condition de nullité du produit vectoriel de 2 vecteurs est que l'un des vecteurs soit nul, ou que leurs supports soient parallèles.

Moment d'un vecteur en un point

Le moment d'un vecteur $\overrightarrow{AB}$ en un point O est par définition

$$\boxed{\mathfrak{M}_0^t \, \overrightarrow{AB} = \overrightarrow{OA} \wedge \overrightarrow{AB}}$$

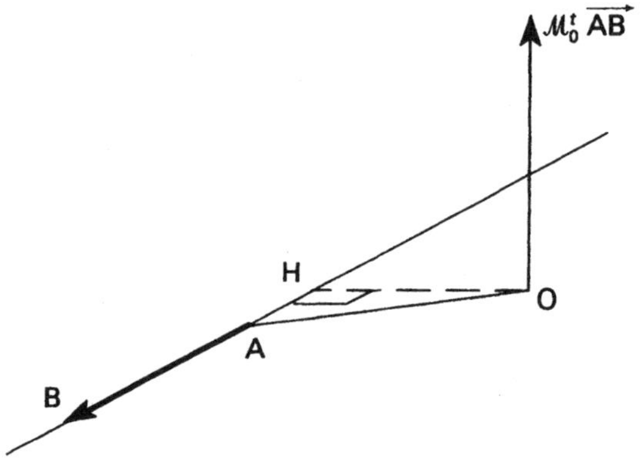

On a :

$$\mathfrak{M}_0^t \, \overrightarrow{AB} = \overrightarrow{OH} \wedge \overrightarrow{AB}$$

H étant la projection de O sur le support de AB. L'égalité montre que le moment en O de $\overrightarrow{AB}$ ne varie pas si $\overrightarrow{AB}$ glisse sur son support.

Produit mixte de $\overrightarrow{V_1}$, $\overrightarrow{V_2}$, $\overrightarrow{V_3}$

C'est la quantité notée $(\overrightarrow{V_1}, \overrightarrow{V_2}, \overrightarrow{V_3})$ et qui vaut :

$$P = (\overrightarrow{V_1} \wedge \overrightarrow{V_2}) \cdot \overrightarrow{V_3}$$

$|P|$ mesure le volume du parallélépipède défini par des vecteurs équipollents à $\overrightarrow{V_1}$, $\overrightarrow{V_2}$, $\overrightarrow{V_3}$.

Propriétés du produit mixte

$$(\overrightarrow{V_1}, \overrightarrow{V_2}, \overrightarrow{V_3}) = (\overrightarrow{V_2}, \overrightarrow{V_3}, \overrightarrow{V_1}) = (\overrightarrow{V_3}, \overrightarrow{V_1}, \overrightarrow{V_2})$$

$$(\overrightarrow{V_1}, \overrightarrow{V_2}, \overrightarrow{V_3}) = -(\overrightarrow{V_2}, \overrightarrow{V_1}, \overrightarrow{V_3})$$

$$(\overrightarrow{V_1}, \overrightarrow{V_2}, \lambda\,\overrightarrow{V_3}) = \lambda \cdot (\overrightarrow{V_1}, \overrightarrow{V_2}, \overrightarrow{V_3})$$

$$(\overrightarrow{V_1}, \overrightarrow{V_2}, \overrightarrow{V_3} + \overrightarrow{V_4}) = (\overrightarrow{V_1}, \overrightarrow{V_2}, \overrightarrow{V_3}) + (\overrightarrow{V_1}, \overrightarrow{V_2}, \overrightarrow{V_4})$$

propriétés qu'on peut énoncer comme suit :

— le produit mixte est inchangé si on permute circulairement les trois vecteurs ;

— la permutation de deux vecteurs change le signe du produit mixte ;

— le produit mixte est une application linéaire.

Si $\overrightarrow{V_1}\,(X_1, Y_1, Z_1)$, $\overrightarrow{V_2}\,(X_2, Y_2, Z_2)$, $\overrightarrow{V_3}\,(X_3, Y_3, Z_3)$

$$(\overrightarrow{V_1}, \overrightarrow{V_2}, \overrightarrow{V_3}) = \begin{vmatrix} X_1 & Y_1 & Z_1 \\ X_2 & Y_2 & Z_2 \\ X_3 & X_3 & Z_3 \end{vmatrix}$$

(Voir chapitre 11 « Déterminants ».)

DÉRIVATION DE VECTEURS ET OPÉRATEURS VECTORIELS

Dérivation

$\overrightarrow{V}$ de composantes X (t), Y (t), Z (t) dépend d'un paramètre t

$$\overrightarrow{V} = X\vec{i} + Y\vec{j} + Z\vec{k}$$

$\dfrac{d\overrightarrow{V}}{dt}$ est la dérivée de $\overrightarrow{V}$ et sa valeur est :

$$\frac{d\overrightarrow{V}}{dt} = \vec{i}\,\frac{dX}{dt} + \vec{j}\,\frac{dY}{dt} + \vec{k}\,\frac{dZ}{dt}$$

Dérivée du produit scalaire de 2 vecteurs

Si $\overrightarrow{V_1}\,(X_1, Y_1, Z_1)$ et $\overrightarrow{V_2}\,(X_2, Y_2, Z_2)$

alors $\dfrac{d}{dt}(\overrightarrow{V_1} \cdot \overrightarrow{V_2}) = \overrightarrow{V_1} \cdot \dfrac{d\overrightarrow{V_2}}{dt} + \overrightarrow{V_2} \cdot \dfrac{d\overrightarrow{V_1}}{dt}$

Dérivée du produit vectoriel

$$\frac{d}{dt}(\overrightarrow{V_1} \wedge \overrightarrow{V_2}) = \overrightarrow{V_1} \wedge \frac{d\overrightarrow{V_2}}{dt} + \frac{d\overrightarrow{V_1}}{dt} \wedge \overrightarrow{V_2}$$

OPÉRATEURS VECTORIELS

Gradient d'une fonction de plusieurs variables

Si F (x, y, z) admet des dérivées partielles en $M_0(x_0, y_0, z_0)$, le **gradient** de F (x, y, z) en M_0 est par définition le vecteur noté $\overrightarrow{\text{grad}}\, F(x_0, y_0, z_0)$ et dont les composantes sont :

$$\frac{\partial F}{\partial x}(x_0, y_0, z_0), \quad \frac{\partial F}{\partial y}(x_0, y_0, z_0), \quad \frac{\partial F}{\partial z}(x_0, y_0, z_0)$$

$$\boxed{\overrightarrow{\text{grad}}\, F = \vec{i}\,\frac{\partial F}{\partial x} + \vec{j}\,\frac{\partial F}{\partial y} + \vec{k}\,\frac{\partial F}{\partial z}}$$

On remarquera que la différentielle totale $dF = \frac{\partial F}{\partial x}dx + \frac{\partial F}{\partial y}dy + \frac{\partial F}{\partial z}dz$ se présente comme un produit scalaire $\overrightarrow{\text{grad}}\, F \cdot \overrightarrow{dM}$ avec M (x, y, z) et $\overrightarrow{dM}$ (dx, dy, dz).

Champs de vecteurs

On dit qu'un domaine $\mathcal{D} \subset \mathbb{R}^3$ constitue un **champ de vecteurs** si à tout point de ladite région on fait correspondre un vecteur V (M) d'origine M et dont les composantes P, Q, R sont fonctions des coordonnées du point M.

La connaissance des équations

$$P = f(x, y, z)$$
$$Q = g(x, y, z)$$
$$R = h(x, y, z)$$

donnant les trois composantes P, Q, R de $\overrightarrow{V(M)}$ suffit à définir le champ de vecteurs. Ainsi en physique le vecteur $\overrightarrow{V(M)}$ peut représenter la vitesse d'une masse ponctuelle lorsque cette masse vient en M ou une force d'attraction (il s'agit alors d'un champ de forces).

Divergence d'un vecteur

On appelle **divergence** du vecteur $\vec{V}$ dont les composantes sont P, Q, R, le scalaire

$$\boxed{\text{div}\, \vec{V} = \frac{\partial P}{\partial x} + \frac{\partial Q}{\partial y} + \frac{\partial R}{\partial z}}$$

Travail d'un vecteur

Le **travail élémentaire** $\mathcal{T}_e$ du vecteur $\vec{V}$, son point d'application M subissant un déplacement élémentaire donné par le vecteur $\overrightarrow{dM}$ est

$$\mathcal{T}_e = \vec{V} \cdot \overrightarrow{dM}$$

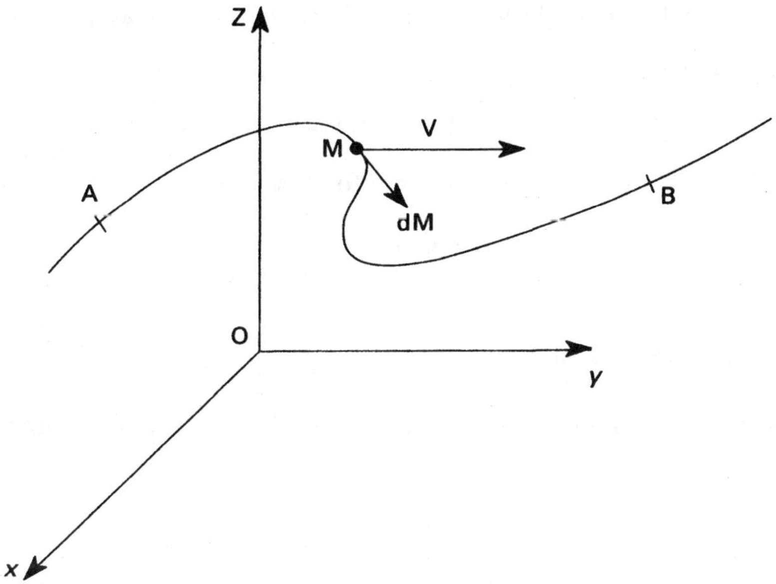

Si $\overrightarrow{V}$ a pour composantes (P, Q, R) et $\overrightarrow{dM}$ (dx, dy, dz)

alors $$\mathcal{C}_e = P\,dx + Q\,dy + R\,dz$$

et la **circulation** de $\overrightarrow{V}$ le long de l'arc $\overset{\frown}{AB}$ est donnée par

$$\boxed{\mathcal{C}_e = \int_{\overset{\frown}{AB}} P\,dx + Q\,dy + R\,dz}$$

$\mathcal{C}_e$ ne sera une différentielle totale exacte que si et seulement si

$$\frac{\partial R}{\partial y} = \frac{\partial Q}{\partial z}, \quad \frac{\partial P}{\partial z} = \frac{\partial R}{\partial x}, \quad \frac{\partial Q}{\partial x} = \frac{\partial P}{\partial y}$$

Il existe alors une fonction U(M) = U(x, y, z) telle que

$$\frac{\partial U}{\partial x} = P, \quad \frac{\partial U}{\partial y} = Q \text{ et } \frac{\partial U}{\partial z} = R$$

$$P\,dx + Q\,dy + R\,dz = dU$$

On dit que le champ dérive de la fonction de forces U(x, y, z) ou du potentiel – U(x, y, z) et

$$\int_{\overset{\frown}{AB}} P\,dx - Q\,dy + R\,dz = U(B) - U(A)$$

(Cf. exercices n° 9, 10)

Dans ce cas le travail de $\vec{V}$ le long de l'arc $\overset{\frown}{AB}$ ne dépend que des extrémités de l'arc $\overset{\frown}{AB}$ et

$$\vec{V} = \overrightarrow{\text{grad}}\, U(x, y, z)$$

Dans le cas d'un arc γ fermé, B se confond avec A et

$$\int_\gamma P\, dx + Q\, dy + R\, dz = 0$$

Rotationnel d'un vecteur $\vec{V}$

On appelle **rotationnel** de $\vec{V}$ qu'on note $\overrightarrow{\text{Rot}\, V}$ le vecteur de composantes

$$\boxed{\begin{array}{c} \dfrac{\partial R}{\partial y} - \dfrac{\partial Q}{\partial z} \\ \dfrac{\partial P}{\partial z} - \dfrac{\partial R}{\partial x} \\ \dfrac{\partial Q}{\partial x} - \dfrac{\partial P}{\partial y} \end{array}}$$

P, Q, R étant les composantes de $\vec{V}$.

En utilisant les règles de calcul des déterminants on représente symboliquement $\overrightarrow{\text{Rot}\, V}$ par

$$\overrightarrow{\text{Rot}\, V} = \begin{vmatrix} \vec{i} & \vec{j} & \vec{k} \\ \dfrac{\partial}{\partial x} & \dfrac{\partial}{\partial y} & \dfrac{\partial}{\partial z} \\ P & Q & R \end{vmatrix}$$

procédé pratique pour mémoriser les composantes de $\overrightarrow{\text{Rot}\, V}$.

APPLICATIONS AU CALCUL D'INCERTITUDES

Position du problème

Soient A, B, C trois grandeurs pour lesquelles on a déterminé expérimentalement, par des mesures directes les valeurs a, b, c.

Soit G une grandeur liée à A, B, C, par la relation :

$$G = f(A, B, C).$$

Connaissant les incertitudes absolues δa, δb, et δc sur a, b, c, déterminer l'incertitude absolue δg sur la mesure g de G.

Soient a_0, b_0 et c_0 les valeurs exactes — mais inconnues — des quantités A, B, C. On peut considérer les quantités, $a - a_0$, $b - b_0$ et $c - c_0$, comme les différentielles de a, b et c :

$$\mathrm{d}a = a - a_0$$
$$\mathrm{d}b = b - b_0$$
$$\mathrm{d}c = c - c_0.$$

La valeur g de G déterminée à partir de a, b et c est :

$$g = f(a, b, c).$$

La différentielle de g est donc liée aux différentielles de a, b et c par

$$\mathrm{d}g = f'_a\,\mathrm{d}a + f'_b\,\mathrm{d}b + f'_c\,\mathrm{d}c$$

où f'_a, f'_b et f'_c représentent les dérivées partielles de la fonction $f(a, b, c)$ par rapport à a, b et c.

On a défini l'incertitude absolue δa sur la mesure a de A comme étant la valeur maximum de l'écart absolu $|a - a_0|$, donc :

$$\delta a \geqslant |\mathrm{d}a|.$$

De même : $\delta b \geqslant |\mathrm{d}b|$

et $\delta c \geqslant |\mathrm{d}c|.$

L'incertitude absolue δg sur la mesure g de G est également la valeur maximum de l'écart absolu $|\mathrm{d}g|$.

Or : $$|\mathrm{d}g| = |f'_a\,\mathrm{d}a + f'_b\,\mathrm{d}b + f'_c\,\mathrm{d}c|$$

d'où : $$|\mathrm{d}g| \leqslant |f'_a|\,\delta a + |f'_b|\,\delta b + |f'_c|\,\delta c$$

(la valeur absolue d'une somme étant inférieure ou égale à la somme des valeurs absolues).

Le second membre majorant $|\mathrm{d}g|$ *on adoptera pour valeur de* δg *la quantité* :

$$\delta g = |f'_a|\,\delta a + |f'_b|\,\delta b + |f'_c|\,\delta c.$$

Cas particulier

1) $g = f(a, b, c)$ est une expression linéaire du type $g = \alpha a + \beta b + \gamma c$ alors :

$$\mathrm{d}g = \alpha\,\mathrm{d}a + \beta\,\mathrm{d}b + \gamma\,\mathrm{d}c$$

et $$\delta g = |\alpha|\,\delta a + |\beta|\,\delta b + |\gamma|\,\delta c.$$

2) $g = f(a, b, c)$ est une expression monôme du type $g = \mathrm{K}a^{\alpha} \cdot b^{\beta} \cdot c^{\gamma}$ alors :

$$\frac{\mathrm{d}g}{g} = \alpha\frac{\mathrm{d}a}{a} + \beta\frac{\mathrm{d}b}{b} + \gamma\frac{\mathrm{d}c}{c}$$

et $$\frac{\delta g}{g} = |\alpha| \frac{\delta a}{a} + |\beta| \frac{\delta b}{b} + |\gamma| \frac{\delta c}{c}.$$

MÉTHODE DES MOINDRES CARRÉS

Lors d'une série de mesures on a relevé une série de points M_i de coordonnées (x_i, y_i).

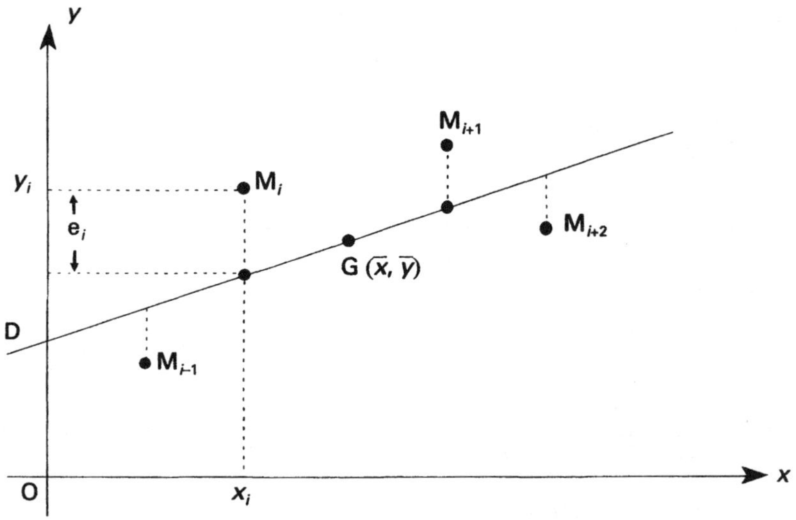

La méthode d'**ajustement linéaire des moindres carrés** consiste à trouver une droite d'équation $y = ax + b$ de sorte que la somme des carrés

$$S = \sum_{i=1}^{n} (y_i - ax_i - b)^2$$

soit minimale.

Or $S = \sum_{i=1}^{n} (y_i - ax_i - b)^2$ sera minimale lorsque

$$\frac{\partial S}{\partial a} = \frac{\partial S}{\partial b} = 0$$

Ce qui conduit à

$$\boxed{a = \frac{\sum_{i=1}^{n} x_i y_i - n\,\bar{x}\,\bar{y}}{\sum_{i=1}^{n} x_i^2 - n\,\bar{x}^2}}$$

et $$b = \overline{y} - a\overline{x}$$

formules dans lesquelles $\overline{x} = \dfrac{\sum_{i=1}^{n} x_i}{n}$ et $\overline{y} = \dfrac{\sum_{i=1}^{n} y_i}{n}$.

La droite D d'ajustement par la méthodc des moindres carrés passe par le point moyen $G(\overline{x}, \overline{y})$.

Exemple :

Le relevé expérimental de 10 valeurs correspondant à l'effet y d'un stimulus x conduisent au tableau

x_i	y_i	$x_i y_i$	x_i^2
0	1	0	0
1	3	3	1
2	2	4	4
3	3	9	9
4	1	4	16
5	4	20	25
6	5	30	36
7	4	28	49
8	3	24	64
9	4	36	81
$\Sigma x_i = 45$	$\Sigma y_i = 30$	$\Sigma x_i y_i = 158$	285

On déduit des formules

$$a = \frac{\sum_{i=1}^{n} x_i y_i - n\,\overline{x}\,\overline{y}}{\sum_{i=1}^{n} x_i^2 - n\,\overline{x}^2} = \frac{158 - 10 \cdot 4{,}5 \cdot 3}{285 - 10 \cdot (4{,}5)^2}$$

$$a = 0{,}28 \text{ et } b = 3 - 0{,}28 \cdot 4{,}5 = 1{,}74$$

EXERCICES

ÉNONCÉS

1. M ayant pour coordonnées x, y, z et r étant la distance OM, calculer $\dfrac{\partial r}{\partial x}, \dfrac{\partial r}{\partial y}, \dfrac{\partial r}{\partial z}$

2. Quelles sont les dérivées partielles de la fonction :

$$F(x, y, z) = \frac{x^{3/2} \sin y^2}{\sqrt{z}}$$

3. Soit $f(x, y) = x^2 y^4$
Vérifier le théorème de Schwarz

4. On donne $f(x, y) = (1 - x)\, e^{2x-3y}$
Calculer les dérivées partielles du 1er et du second ordre.

5. On donne $f(x, y) = x^2 + y^2$.
Calculer les dérivées partielles de f par rapport à ρ et θ, dans le repère polaire (ρ, θ) : $x = \rho \cos \theta$ et $y = \rho \sin \theta$.

6. Une boîte sans couvercle a la forme d'un parallélépipède de dimension x, y et z. Sachant que sa surface latérale vaut $3K^2$, quelles valeurs doivent avoir x, y et z pour que son volume soit maximum?

7. On considère la fonction $z = e^{-t}(\sin x + \cos y)$.

Montrer que $\dfrac{\partial^2 z}{\partial x^2} + \dfrac{\partial^2 z}{\partial y^2} = \dfrac{\partial z}{\partial t}$.

8. On considère la fonction $z = \text{Arctg}\,\dfrac{y}{x}$

Calculer toutes les dérivées partielles d'ordre 2 de $z\,(x, y)$

9. On donne les expressions suivantes :

a) $\dfrac{x\,dy - y\,dx}{x\,y}$

b) $(3x^2 y + y^3)\,dx + (x^3 + 2x^2 y + 3xy^2)\,dy$

c) $\dfrac{y\,dx - x\,dy}{y^2}$

Identifier les différentielles exactes

10. On donne la quantité $(2x + y)\,dx + (x - 4y)\,dy$.

Montrer que c'est la différentielle exacte d'une fonction $g(x, y)$ qu'on déterminera.

11. A tout point M de $\mathbb{R}^2$, on associe la fonction scalaire

$$V(M) = \theta \qquad \text{où } \theta \text{ est l'angle } (Ox, OM)$$

Déterminer $\overrightarrow{\text{grad}}\,V$.

12. A la distance de 20 m d'une tour, le sommet est vu sous un angle de 45°. Calculer l'erreur sur la hauteur si l'angle est mesuré à 1′ près et la distance à 10 cm près.

13. Soit à déterminer la masse volumique μ d'un parallélépipède de dimensions a, b, c et de masse m, sachant que :

$$\begin{aligned} a &= 30{,}50 \text{ mm} & \delta a &= 0{,}03 \text{ mm} \\ b &= 11{,}98 \text{ mm} & \delta b &= 0{,}03 \text{ mm} \\ c &= 11{,}08 \text{ mm} & \delta c &= 0{,}03 \text{ mm} \\ m &= 31{,}584 \text{ g} & \delta m &= 0{,}002 \text{ g.} \end{aligned}$$

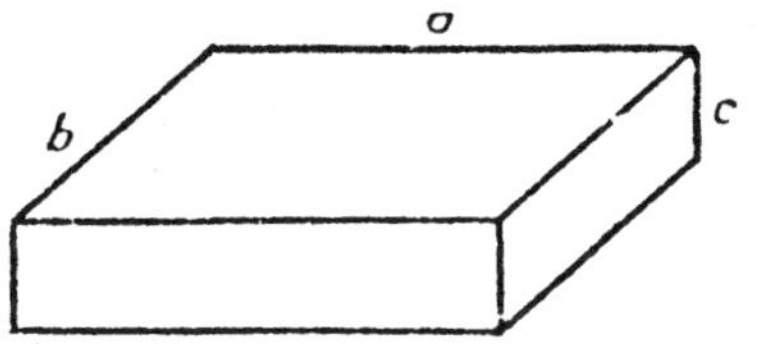

Evaluer l'erreur sur μ.

14. Une lentille mince, convergente, de distance focale $f = 100{,}0$ cm donne une image réelle à une distance $p' = 150{,}0 \pm 0{,}2$ cm de son centre optique.

Trouver la distance p de l'objet au centre optique, et déterminer la précision de cette mesure.

15. Mesure d'une densité ρ par la méthode du flacon et précision de cette mesure.

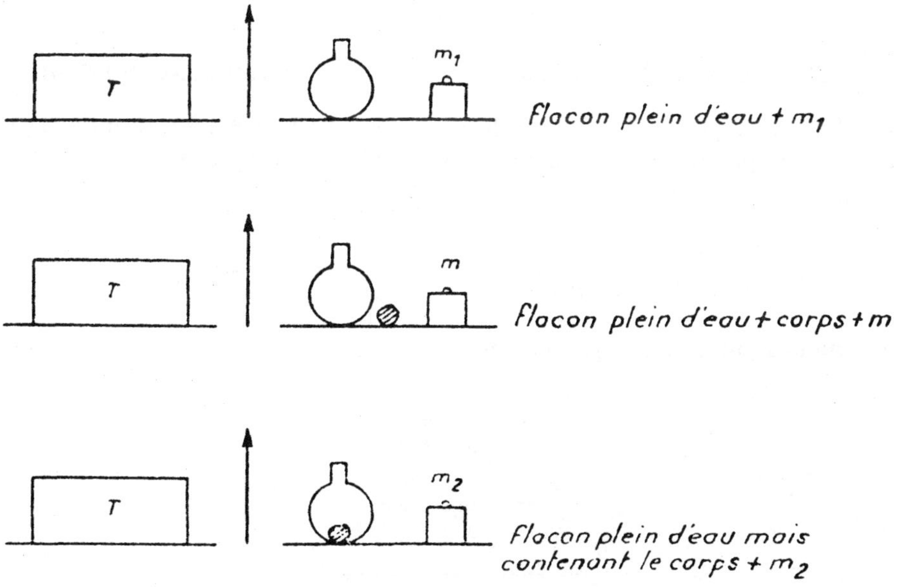

On donne

$$\rho = \frac{m - m_1}{m - m_2}$$

avec

$$m \;= 150{,}2 \pm 0{,}1 \text{ g}$$
$$m_1 = \;\; 52{,}0 \pm 0{,}1 \text{ g}$$
$$m_2 = \;\; 45{,}2 \pm 0{,}1 \text{ g}$$

Evaluer la précision sur ρ.

16. L'indice de réfraction du prisme pour une radiation donnée est déterminée par la relation :

$$n = \frac{\sin \frac{A + D_m}{2}}{\sin \frac{A}{2}}$$

où A est l'angle du prisme et D_m l'angle de déviation minimum pour la raie choisie.

Les mesures faites pour la raie verte du cadmium ont conduit aux résultats suivants :

$$A \;= 60^\circ\, 1' \pm 2'$$
$$D_m = 64^\circ\, 1' \pm 2'.$$

Déterminer l'indice n et l'incertitude sur n.

SOLUTIONS

1.
$$r = \sqrt{x^2 + y^2 + z^2}.$$

$\frac{\partial r}{\partial x}$ est la dérivée de r par rapport à x seul (supposant y et z constants). Il suffit donc de calculer la dérivée de r par rapport à x^2 est à multiplier le résultat obtenu par la dérivée de x^2 par rapport à x (dérivation d'une fonction composée)

$$\frac{\partial r}{\partial x} = \frac{1}{2\sqrt{x^2 + y^2 + z^2}} \times 2x = \frac{x}{\sqrt{x^2 + y^2 + z^2}}$$

de même la symétrie des calculs conduit à

$$\frac{\partial r}{\partial y} = \frac{y}{\sqrt{x^2 + y^2 + z^2}}$$
$$\frac{\partial r}{\partial z} = \frac{z}{\sqrt{x^2 + y^2 + z^2}}.$$

2.
$$\frac{\partial F}{\partial x} = \frac{3x^{1/2}}{2}\frac{\sin y^2}{\sqrt{z}} = \frac{3}{2}\sin y^2\sqrt{\frac{x}{z}}$$
$$\frac{\partial F}{\partial y} = 2y \cdot \cos y^2 \cdot x\sqrt{\frac{x}{z}}$$
$$\frac{\partial F}{\partial z} = -\frac{1}{2}\sin y^2 \cdot \left(\frac{x}{z}\right)^{3/2}.$$

3.
$$\frac{\partial f}{\partial x} = 2xy^4 \qquad \frac{\partial^2 f}{\partial x\,\partial y} = \frac{\partial}{\partial y}[2xy^4] = 8xy^3$$
$$\frac{\partial f}{\partial y} = 4x^2y^3 \qquad \frac{\partial^2 f}{\partial y\,\partial x} = \frac{\partial}{\partial x}[4x^2y^3] = 8xy^3.$$

Résultat prévisible puisque les différentes dérivées sont des fonctions continues.

---

4. On trouve

$$\frac{\partial f}{\partial x} = -\,e^{2x-3y} + 2(1-x)\,e^{2x-3y} = (1-2x)\,e^{2x-3y}$$

$$\frac{\partial f}{\partial y} = -\,3(1-x)\,e^{2x-3y}$$

$$\frac{\partial^2 f}{\partial x^2} = -2\,e^{2x-3y} + 2(1-2x)\,e^{2x-3y} = -4x\,e^{2x-3y}$$

$$\frac{\partial^2 f}{\partial x\,\partial y} = -3(1-2x)\,e^{2x-3y} = \frac{\partial^2 f}{\partial y\,\partial x}$$

$$\frac{\partial^2 f}{\partial y^2} = 9(1-x)\,e^{2x-3y}.$$

Résultat prévisible du fait de la continuité des dérivées partielles.

5.
$$\frac{\partial f}{\partial \rho} = \frac{\partial f}{\partial x}\frac{\partial x}{\partial \rho} + \frac{\partial f}{\partial y}\frac{\partial y}{\partial \rho}$$
$$= 2x\cos\theta + 2y\sin\theta$$
$= 2\,\rho\,(\cos^2\theta + \sin^2\theta) = 2\,\rho$. (Evident a priori puisque $f = \rho^2$).
$$\frac{\partial f}{\partial \theta} = \frac{\partial f}{\partial x}\frac{\partial x}{\partial \theta} + \frac{\partial f}{\partial y}\cdot\frac{\partial y}{\partial \theta}$$
$$= 2x(-\,\rho\sin\theta) + 2y(\rho\cos\theta)$$
$$= -\,2\rho^2\sin\theta\cos\theta + 2\rho^2\sin\theta\cos\theta = 0.$$

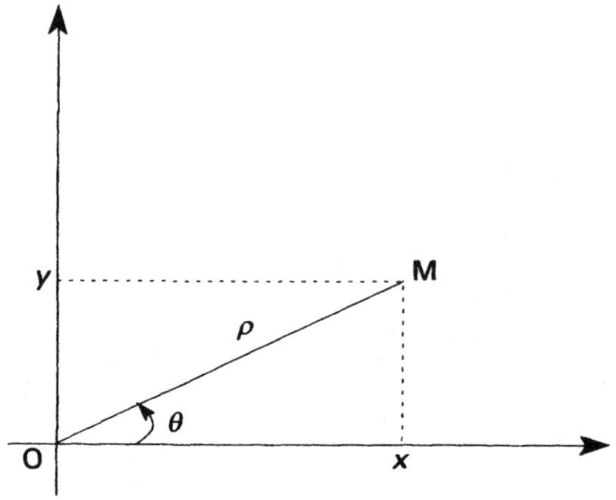

Ce dernier résultat était prévisible puisque $f(x, y) = x^2 + y^2 = \rho^2$ est indépendant de θ.

---

6. Le volume est une fonction de x, y et z vaut

$$V = x \cdot y \cdot z. \qquad (1)$$

La surface latérale des faces de la boîte est :

$$S = 3K^2 = xy + 2xz + 2yz. \qquad (2)$$

Éliminons z entre (1) et (2) on obtient

$$V = \frac{xy(3K^2 - xy)}{2(x + y)}$$

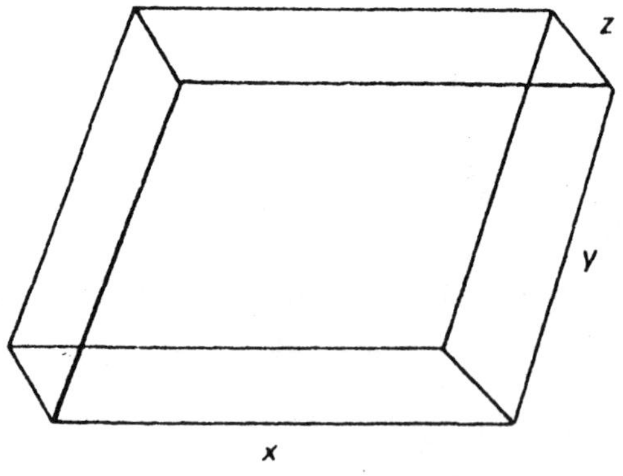

V sera maximal lorsque $\dfrac{\partial V}{\partial x} = \dfrac{\partial V}{\partial y} = 0$

$$\frac{\partial V}{\partial x} = \frac{3K^2y^2 - x^2y^2 - 2xy^3}{2(x + y)^2}$$

$$\frac{\partial V}{\partial y} = \frac{3K^2x^2 - x^2y^2 - 2yx^3}{2(x + y)^2}$$

d'où

$$\begin{cases} 3\,K^2y^2 - x^2y^2 - 2xy^3 = 0 \\ 3\,K^2x^2 - x^2y^2 - 2yx^3 = 0. \end{cases}$$

Les égalités ci-dessus sont satisfaites pour $x = y = K$ et de $S = 3\,K^2$ on tire alors $z = \dfrac{K}{2}$.

---

7. $\dfrac{\partial z}{\partial x} = e^{-t}\cos x \quad \dfrac{\partial^2 z}{\partial x^2} = -\,e^{-t}\sin x$

$\dfrac{\partial z}{\partial y} = -\,e^{-t}\sin y \quad \dfrac{\partial^2 z}{\partial y^2} = -\,e^{-t}\cos y$

$\dfrac{\partial^2 z}{\partial x^2} + \dfrac{\partial^2 z}{\partial y^2} = -\,e^{-t}(\sin x + \cos y) = \dfrac{\partial z}{\partial t}$

---

8. $\dfrac{\partial z}{\partial y} = \dfrac{1}{x} \cdot \dfrac{1}{1 + \dfrac{y^2}{x^2}} = \dfrac{x}{x^2 + y^2}\,; \quad \dfrac{\partial z}{\partial x} = \dfrac{-y}{x^2}\,\dfrac{1}{1 + \dfrac{y^2}{x^2}} = \dfrac{-y}{x^2 + y^2}$

$$\frac{\partial^2 z}{\partial y^2} = \frac{-\,2xy}{(x^2 + y^2)^2}$$

$$\frac{\partial^2 z}{\partial y\,\partial x} = \frac{(x^2 + y^2) - x \cdot 2x}{(x^2 + y^2)^2} = \frac{y^2 - x^2}{(x^2 + y^2)^2}$$

$$\frac{\partial^2 z}{\partial x^2} = \frac{2xy}{(x^2 + y^2)^2}$$

$$\frac{\partial^2 z}{\partial x\,\partial y} = \frac{-\,(x^2 + y^2) + y \cdot 2y}{(x^2 + y^2)^2} = \frac{y^2 - x^2}{(x^2 + y^2)^2} = \frac{\partial^2 z}{\partial y\,\partial x}$$

---

9. a) $P = -\dfrac{1}{x} \quad Q = \dfrac{1}{y} \quad \dfrac{\partial P}{\partial y} = \dfrac{\partial Q}{\partial x} = 0$

$$P = \frac{\partial f(x, y)}{\partial x} = -\frac{1}{x} \text{ et } f(x, y) = -\ln x + \varphi(y)$$

or $\dfrac{\partial f}{\partial y} = \varphi'(y) = \dfrac{1}{y} \quad \Rightarrow \quad \varphi(y) = \ln y$ et

$$f(x, y) = \ln\frac{y}{x} + k$$

b) $\dfrac{\partial P}{\partial y} = 3\,(x^2 + y^2)$ et $\dfrac{\partial Q}{\partial x} = 3\,x^2 + 4\,xy + 3\,y^2$

Quantités différentes, il ne s'agit pas d'une différentielle exacte.

c) $P = \frac{1}{y}$ et $Q = -\frac{x}{y^2}$

$$\frac{\partial P}{\partial y} = -\frac{1}{y^2} \quad \text{et} \quad \frac{\partial Q}{\partial x} = -\frac{1}{y^2}$$

Il s'agit d'une différentielle totale de la fonction $f(x, y)$ telle que

$$P = \frac{\partial f}{\partial x} = +\frac{1}{y} \qquad f(x, y) = +\frac{x}{y} + \varphi(y)$$

or
$$\frac{\partial f}{\partial y} = -\frac{x}{y^2} + \varphi'(y) = Q = -\frac{x}{y^2} \Rightarrow \varphi'(y) = 0$$

et
$$\varphi(y) = \text{constante d'où } f(x, y) = \frac{x}{y} + C$$

---

10. $P = 2x + y$, $Q = x - 4$ et $\frac{\partial P}{\partial y} = \frac{\partial Q}{\partial x} = 1.$

La condition étant vérifiée, reste à trouver $g(x, y)$ telle que

$$\begin{cases} \dfrac{\partial g}{\partial x} = 2x + y & (1) \\ \dfrac{\partial g}{\partial y} = x - 4y & (2) \end{cases}$$

Intégrons (1) par rapport à x :

$$g(x, y) = x^2 + xy + \varphi(y)$$

$\varphi(y)$ étant inconnue, mais déterminable grâce à (2)

$$\frac{\partial g}{\partial y} = x + \varphi'(y) = x - 4y$$

d'où
$$\varphi'(y) = -4y$$
$$\varphi(y) = -2y^2 + C$$

où C est une constante numérique, d'où

$$g(x, y) = x^2 + xy - 2y^2 + C$$

---

11. (Rép. : $V(M) = \theta = \text{Arctg}\,\frac{y}{x}$ et $\overrightarrow{\text{grad}}\, V$ a pour composantes

$$\left(-\frac{y}{x^2 + y^2}, \quad \frac{x}{x^2 + y^2}\right)$$

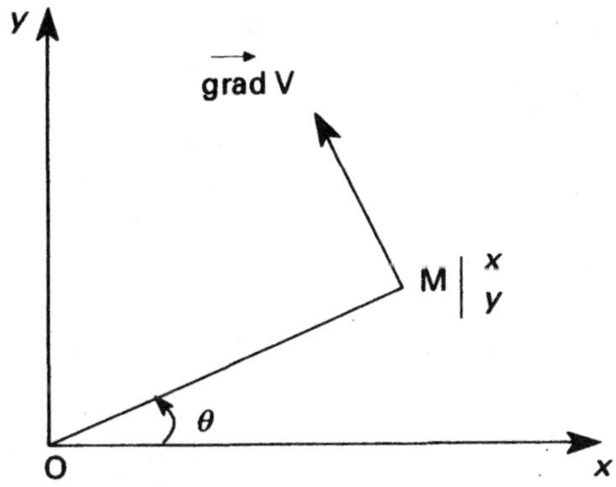

On peut remarquer que $\overrightarrow{OM} \cdot \overrightarrow{\text{grad}}\, V = 0$ ($\overrightarrow{OM}$ et $\overrightarrow{\text{grad}}\, V$ sont perpendiculaires).

---

12. Si on appelle h la hauteur, x la distance d'observation et θ l'angle, la relation les liant est

$$h = x \operatorname{tg} \theta$$

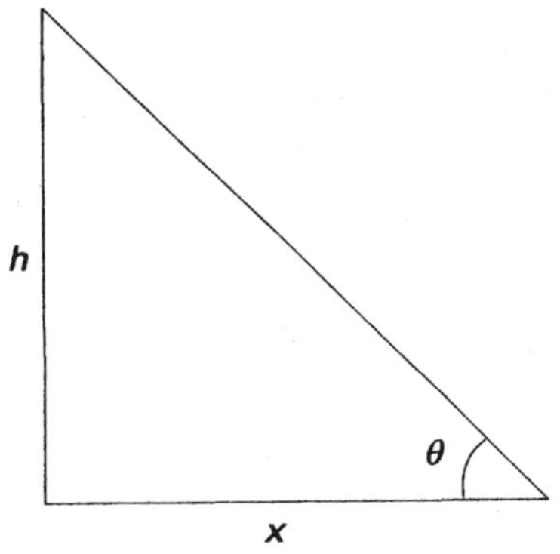

et

$$\mathrm{d}h = \frac{\partial h}{\partial x}\,\mathrm{d}x + \frac{\partial h}{\partial \theta}\,\mathrm{d}\theta$$

d'où on tire

$$\Delta h \leqslant |\operatorname{tg} \theta|\, \Delta x + |x\,(1 + \operatorname{tg}^2\theta)|\, \Delta\theta$$

et en exprimant l'angle en radian et les distances en mètres

$$\Delta h \leqslant \frac{1}{10} + 20 \times 2 \times \frac{1}{60}\,\frac{\pi}{180}$$

soit

$$\Delta h \leqslant 0{,}11163 \text{ mètres}$$

---

13. En appelant V le volume du parallélépipède, μ sera défini par :

$$\mu = \frac{m}{V}$$

$$V = a \cdot b \cdot c = 4\,048{,}5 \text{ mm}^3$$

$$\mu = \frac{31{,}584}{4{,}048} = 7{,}80 \text{ g/cm}^3.$$

Déterminons l'incertitude sur la mesure de μ

$$\frac{d\mu}{\mu} = \frac{dm}{m} - \frac{dV}{V}$$

$$= \frac{dm}{m} - \left(\frac{da}{a} + \frac{db}{b} + \frac{dc}{c}\right)$$

d'où :

$$\frac{\delta\mu}{\mu} = \frac{\delta m}{m} + \frac{\delta a}{a} + \frac{\delta b}{b} + \frac{\delta c}{c}$$

$$= \frac{2}{31\,584} + \frac{3}{3\,050} + \frac{3}{1\,108} + \frac{3}{1\,198}$$

le premier terme du second membre est négligeable par rapport aux termes qui suivent, et on a approximativement :

$$\frac{\delta\mu}{\mu} \# \frac{1}{1\,000} + \frac{3}{1\,000} + \frac{3}{3\,000} = \frac{7}{1\,000}$$

$$\delta\mu = \frac{7}{1\,000}\,\mu \# 0{,}06 \text{ g/cm}^3.$$

---

14. De la relation fondamentale $\frac{1}{p} + \frac{1}{p'} = \frac{1}{f}$, nous tirons :

$$p = \frac{p'f}{p' - f} = \frac{150 \cdot 100}{150 - 100} = 300 \text{ cm.}$$

D'autre part :

$$\frac{dp}{p} = \frac{dp'}{p'} + \frac{df}{f} - \frac{d(p' - f)}{p' - f}$$

$$\frac{dp}{p} = \frac{dp'}{p'} + \frac{df}{f} - \frac{dp'}{p' - f} + \frac{df}{p' - f}$$

$$= dp'\left(\frac{1}{p'} - \frac{1}{p' - f}\right) + f\left(\frac{1}{f} + \frac{1}{p' - f}\right)$$

$$\frac{\delta p}{p} \leqslant \delta p' \left|\frac{1}{p'} - \frac{1}{p' - f}\right| + \delta f \left|\frac{1}{f} + \frac{1}{p' - f}\right|$$

$$\delta p' = 0{,}2 \text{ cm}$$

$$\delta f = 0{,}1 \text{ cm}$$

$$\left|\frac{1}{p'} - \frac{1}{p' - f}\right| = \left|\frac{1}{150} - \frac{1}{50}\right| = \frac{2}{150} \text{ cm}^{-1}$$

$$\left|\frac{1}{f} + \frac{1}{p' - f}\right| = \left|\frac{1}{100} + \frac{1}{50}\right| = \frac{3}{100} \text{ cm}^{-1}$$

d'où : $$\frac{\delta p}{p} \leqslant 0,2 \cdot \frac{2}{150} + 0,1 \cdot \frac{3}{100}$$

$$\leqslant \frac{0,85}{150} \simeq \frac{6}{1\,000}$$

et $$\delta p \leqslant \frac{6}{1\,000} \cdot 300 \text{ cm} = 1,8 \text{ cm}$$

soit approximativement : $p = 300$ cm $\pm$ 2 cm.

Remarque fondamentale

Dans l'exemple précédent, c'est après avoir groupé les termes relatifs à un même élément différentiel, que nous avons pris les valeurs absolues. L'ordre des opérations n'est pas indifférent : tout autre procédé conduirait à une majoration exagérée de l'incertitude.

---

15. $$\rho = \frac{150,2 - 52}{150,2 - 45,2} = \frac{98,2}{105} = 0,935.$$

Incertitude sur ρ

$$\frac{\mathrm{d}\rho}{\rho} = \frac{\mathrm{d}(m - m_1)}{m - m_1} - \frac{\mathrm{d}(m - m_2)}{m - m_2}$$

$$= \frac{\mathrm{d}m}{m - m_1} - \frac{\mathrm{d}m_1}{m - m_1} - \frac{\mathrm{d}m}{m - m_2} + \frac{\mathrm{d}m_2}{m - m_2}$$

$$= \mathrm{d}m\left(\frac{1}{m - m_1} - \frac{1}{m - m_2}\right) - \frac{\mathrm{d}m_1}{m - m_1} + \frac{\mathrm{d}m_2}{m - m_2}$$

d'où $$\frac{\delta\rho}{\rho} \leqslant \delta m \cdot \left|\frac{m_1 - m_2}{(m - m_1)(m - m_2)}\right| + \frac{\delta m_1}{|m - m_1|} + \frac{\delta m_2}{|m - m_2|}.$$

Puisque $\delta m_1 = \delta m_2 = \delta m$, nous aurons :

$$\frac{\delta\rho}{\rho} \leqslant \frac{\delta m}{(m - m_1)(m - m_2)|} [|m_1 - m_2| + |m - m_2| + |m - m_1|]$$

Si, comme c'est le cas de notre exercice $m > m_1 > m_2$,

$$\frac{\delta\rho}{\rho} \leqslant \frac{\delta m}{(m - m_1)(m - m_2)} \cdot 2(m - m_2)$$

ou $$\frac{\delta\rho}{\rho} \leqslant \frac{2\,\delta m}{m - m_1}$$

soit $$\frac{\delta\rho}{\rho} \leqslant \frac{2 \cdot 0,1}{150,2 - 45,2} = \frac{0,2}{105} = 0,001\,9$$

et $$\delta\rho = 0{,}935 \cdot 0{,}0019$$
$$\# \ 0{,}002$$

d'où $$\rho = 0{,}935 \pm 0{,}002.$$

---

16. De l'expression de n nous tirons

$$\frac{dn}{n} = \frac{d\left(\sin \frac{A + D_m}{2}\right)}{\sin \frac{A + D_m}{2}} - \frac{d(\sin A/2)}{\sin A/2}$$

$$= \operatorname{cotg} \frac{A + D_m}{2} \cdot d\left(\frac{A + D_m}{2}\right) - \operatorname{cotg} \frac{A}{2} \frac{dA}{2}$$

$$= \frac{dA}{2}\left[\operatorname{cotg} \frac{A + D_m}{2} - \operatorname{cotg} \frac{A}{2}\right] + \operatorname{cotg} \frac{A + D_m}{2} \frac{dD_m}{2}$$

et l'incertitude sur n est donnée par

$$\frac{\delta n}{n} \leqslant \frac{\delta A}{2}\left|\operatorname{cotg} \frac{A + D_m}{2} - \operatorname{cotg} \frac{A}{2}\right| + \left|\operatorname{cotg} \frac{A + D_m}{2}\right| \frac{\delta D_m}{2}$$

soit $$\frac{\delta n}{n} \leqslant \frac{\delta A}{2}\left(\operatorname{cotg} \frac{A}{2} - \operatorname{cotg} \frac{A + D_m}{2}\right) + \left|\operatorname{cotg} \frac{A + D_m}{2}\right| \frac{\delta D_m}{2}.$$

Les valeurs numériques ci-dessus nous conduisent à :

$$n = 1{,}766$$

$$\frac{\delta A}{2} = \frac{\delta D_m}{2} = \varepsilon = 1' = 3 \cdot 10^{-4} \text{ radians}$$

et $$\frac{\delta n}{n} \leqslant \varepsilon \cdot \operatorname{cotg} \frac{A}{2}$$
$$\# \ 1{,}732 \cdot 3 \cdot 10^{-4}$$
$$\# \ 5{,}2 \cdot 10^{-4}$$
$$\delta n \ \# \ 1{,}76 \cdot 5{,}2 \cdot 10^{-4}$$
$$\# \ 1 \cdot 10^{-3}$$

d'où : $$n = 1{,}766 \pm 0{,}001.$$

CHAPITRE 7

PRIMITIVES ET INTÉGRALES

FONCTION PRIMITIVE

Une primitive de $f(x)$ est une fonction $F(x)$ telle que $\frac{dF}{dx} = f(x)$.

Si $F(x)$ est une primitive de $f(x)$, toute fonction de la forme $G(x) = F(x) + K$, où K est une constante arbitraire, est également une primitive de $f(x)\left(\text{car } \frac{dG}{dx} = \frac{dF}{dx} = f(x)\right)$.

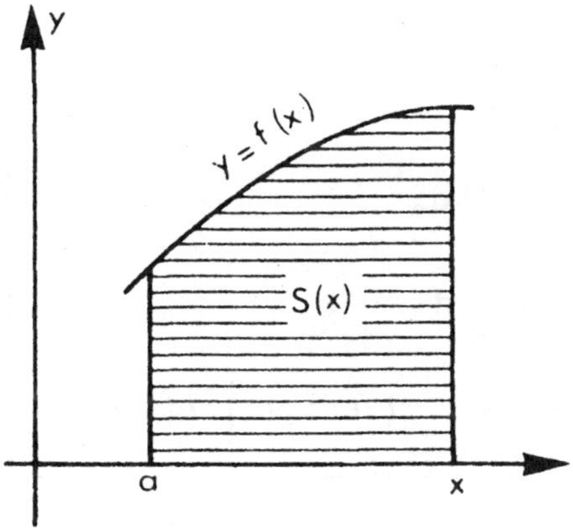

L'aire $S(x)$ comprise entre les droites d'abscisse a (constante) et x est une primitive de $f(x)$.

Si $F(x)$ est une primitive quelconque de $f(x)$, l'aire comprise entre les droites d'abscisse a et x et la courbe représentant $y = f(x)$ est mesurée par

$$\boxed{S(x) = F(x) - F(a)}$$

et se désigne par

$$S(x) = \int_a^x f(t)\, dt$$

qui se lit « somme de a à x de $f(t)$ dt » ou « intégrale de a à x de $f(t)$ dt ».

PROCÉDÉS D'INTÉGRATION

Intégration par parties

$$\boxed{\int u\, dv = uv - \int v\, du}$$

et pour une intégrale définie :

$$\int_a^b u \, dv = [uv]_a^b - \int_a^b v \, du$$

Intégration par changement de variables

Si $x = \varphi(t)$, $dx = \varphi'(t)\, dt$ et le calcul de $\int f(x)\, dx$ se ramène à celui de $\int f[\varphi(t)] \;\; \varphi'(t)\, dt = \int g(t)\, dt$. ($g(t)$ désignant $f[\varphi(t)] \; \varphi'(t)$).

Fréquemment cette dernière intégrale se calcule simplement.

Dans le calcul d'une intégrale définie $\int_a^b f(x)\, dx$, il faut calculer les nouvelles bornes d'intégration α et β de la variable t :

$$\begin{cases} x = \varphi(t) \\ a = \varphi(\alpha) \\ b = \varphi(\beta) \end{cases}$$

et alors $$\int_a^b f(x)\, dx = \int_\alpha^\beta g(t)\, dt$$

Propriétés fondamentales.

$$\int_a^b \lambda f(x)\, dx = \lambda \int_a^b f(x)\, dx$$

$$\int_a^b f(x)\, dx = - \int_b^a f(x)\, dx$$

$$\int_a^b [f(x) + g(x) + h(x)]\, dx = \int_a^b f(x)\, dx + \int_a^b g(x)\, dx + \int_a^b h(x)\, dx$$

La recherche des primitives est l'un des objets essentiels du calcul intégral. Celle-ci peut être considérée comme « l'opération inverse » de la dérivation. De même, l'intégration est l'opération inverse de la différentiation.

Par conséquent, le but à atteindre est simple : en utilisant les propriétés précédentes, ou si cela est indispensable en effectuant un changement de variable, **il faut faire apparaître, sous le signe $\int$, la différentielle d'une fonction classique.**

Ainsi, il est tout-à-fait indispensable d'aborder le calcul intégral, sachant parfaitement le tableau des primitives usuelles.

TABLEAU DES PRIMITIVES USUELLES

Fonctions	**Primitives**
x^m	$\dfrac{x^{m+1}}{m+1} + \mathrm{C} \quad m \neq -1$
$\dfrac{1}{x}$	$\ln \lvert x \rvert + \mathrm{C}$
$\sin x$	$-\cos x + \mathrm{C}$
$\cos x$	$\sin x + \mathrm{C}$
$\dfrac{1}{\cos^2 x}$	$\mathrm{tg}\, x + \mathrm{C}$
$\dfrac{1}{1 + x^2}$	$\mathrm{Arctg}\, x + \mathrm{C}$
$\dfrac{1}{\sqrt{1 - x^2}}$	$\mathrm{Arcsin}\, x + \mathrm{C}$
e^x	$\mathrm{e}^x + \mathrm{C}$
a^x	$\dfrac{a^x}{\ln a} + \mathrm{C}$
$\mathrm{tg}\, x$	$-\ln \lvert \cos x \rvert + \mathrm{C}$
$\mathrm{cotg}\, x$	$\ln \lvert \sin x \rvert + \mathrm{C}$

CONSÉQUENCES IMMÉDIATES DU TABLEAU PRÉCÉDENT

Intégrales	**Résultat**
$\int au^m \, du$	$a \dfrac{u^{m+1}}{m+1} + C$
$\int \dfrac{du}{au}$	$\dfrac{1}{a} \ln \lvert u \rvert + C$
$\int \sin au \, du$	$\dfrac{1}{a} \cos au + C$
$\int \cos au \, du$	$-\dfrac{1}{a} \sin au + C$
$\int \dfrac{du}{a^2 + u^2}$	$\dfrac{1}{a} \text{Arc tg} \dfrac{u}{a} + C$
$\int \dfrac{du}{\sqrt{a^2 - u^2}}$	$\text{Arc sin} \dfrac{u}{a} + C$
$\int e^{au} \, du$	$\dfrac{1}{a} e^{au} + C$

Le tableau ci-dessus reste valable pour toute fonction $u(x)$.

INTÉGRATION DES FRACTIONS RATIONNELLES

On appelle fraction rationnelle le quotient de deux polynômes $\dfrac{P(x)}{Q(x)}$. Si le degré du polynôme $Q(x)$ est inférieur ou égal à celui de $P(x)$, on peut effectuer la division de $P(x)$ par $Q(x)$ pour en dégager une partie entière, quotient de $P(x)$ dans sa division par $Q(x)$.

Cette partie entière étant un polynôme, son intégration ne pose pas de problème.

On peut donc supposer être arrivé à transformer le rapport $\dfrac{P(x)}{Q(x)}$, de sorte que le degré de $Q(x)$ soit strictement supérieur à celui de $P(x)$.

On démontre que tout polynôme à coefficients réels tel que $Q(x)$ peut s'exprimer comme produit de facteurs linéaires réels de la forme $(x - \alpha)$ et de facteurs quadratiques irréductibles réels de la forme $(x - p)^2 + q$ où $q > 0$.

Plus précisément, les valeurs telles que α sont les racines réelles de $Q(x) = 0$ et les valeurs complexes qui annulent $(x-p)^2 + q$ sont deux racines complexes conjuguées de $Q(x) = 0$.

Si α est racine réelle d'ordre m (ou multiple d'ordre m), le développement de $\dfrac{P(x)}{Q(x)}$ comportera la suite

$$\frac{A_1}{x-\alpha} + \frac{A_2}{(x-\alpha)^2} + \dots + \frac{A_m}{(x-\alpha)^m},$$

où $A_1, A_2, \dots, A_m$ sont des constantes qui sont les éléments simples de première espèce.

De même, si deux des racines complexes conjuguées de $Q(x) = 0$ sont celles qui annulent $(x-p)^2 + q = 0$, le développement de $\dfrac{P(x)}{Q(x)}$ comportera la suite :

$$\frac{L_1 x + M_1}{(x-p)^2 + q} + \frac{L_2 x + M_2}{[(x-p)^2 + q]^2} + \dots + \frac{L_n x + M_n}{[(x-p)^2 + q]^n}$$

où n représente l'ordre de multiplicité de ces deux racines complexes conjuguées et $L_1, L_2, \cdots L_n, M_1, M_2, \cdots M_n$ des constantes.

Or l'intégration des éléments simples de première espèce revient au calcul de

$$\int \frac{dx}{(x-\alpha)^m} = -\frac{1}{m-1}\,\frac{1}{(x-\alpha)^{m-1}} + k, \qquad \text{si } m \neq 1$$

et à $$\ln|x-\alpha| + k, \qquad \text{si } m = 1.$$

L'intégration des éléments de seconde espèce $\displaystyle\int \frac{(Lx+M)\,dx}{[(x-p)^2+q]^n}$ s'obtient en posant $x - p = \sqrt{q}\,t$.

On est ramené au calcul de $\displaystyle\int \frac{(at+b)\,dt}{(t^2+1)^n}$, soit successivement au calcul de

$$a\int \frac{t\,dt}{(t^2+1)^n} = \frac{a}{2}\int \frac{dV}{V^n} \qquad \text{avec } V = t^2 + 1$$

dont le calcul est immédiat et à celui de :

$$J_m = b\int \frac{dt}{(t^2+1)^n}$$

On intègre par parties J_{m-1} en posant $\dfrac{1}{(1+t^2)^{n-1}} = u$ et $dv = dt$ et on établit aisément une relation de récurrence entre J_n et J_{n-1} (cf. exercices n° 41 et 42).

EXERCICES

ÉNONCÉS

1. $I_1 = \int \frac{dx}{4 + 3x^2}$.

2. $I_2 = \int \frac{5\,dx}{\sqrt{1 - 2x^2}}$.

3. $I_3 = \int \frac{2x + 3}{x^2 + 3x + 1}\,dx$

4. $I_4 = \int (3x - 2)^3\,dx$.

5. $I_5 = \int (1 - x)(\sqrt{x} + 2)\,dx$.

6. $I_6 = \int \cos^2 x\,dx$.

7. $I_7 = \int \cos^3 x\,dx$

8. $I_8 = \int \ln x\,dx$.

9. $I_9 = \int x^n \ln x\,dx$.

10. $I_{10} = \int \frac{dx}{(1 + x^2)\,\text{Arc tg}\,x}$.

11. $I_{11} = \int \frac{\sin x\,dx}{\cos^5 x}$.

12. $I_{12} = \int \frac{x^3\,dx}{(1 - 6x^4)^2}$.

13. $I_{13} = \int \frac{3x + 1}{3x - 1}\,dx$.

14. $I_{14} = \int (3x^2 + 1)\cos 2x\,dx$.

15. $I_{15} = \int x\,e^{3x}\,dx$.

16. $I_{16} = \int \text{Arc sin}\,x\,dx$.

17. $I_{17} = \int \text{Arc tg}\,x\,dx$.

18. $I_{18} = \int \frac{dx}{x \ln x}$.

18 (bis). $I_{18} = \int \frac{\cos(\ln x)\,dx}{x}$.

19. $I_{19} = \int \sqrt{a^2 - x^2}\,dx$.

20. $I_{20} = \int \sqrt{2 + x}\,dx$.

21. $I_{21} = \int \frac{dx}{x^2 + 2x + 5}$.

22. $I_{22} = \int \frac{dx}{e^x + 2\,e^{-x}}$.

23. $I_{23} = \int \frac{dx}{\sqrt{3 - 4x}}$.

24. $I_{24} = \int \frac{dx}{\sin x}$.

25. $I_{25} = \int \frac{dx}{\cos x}$.

26. $I_{26} = \int \frac{1 + \cos x}{\sin x - 1}\, dx.$

27. $I_{27} = \int \frac{dx}{(1 + x^2)^{3/2}}.$

28. $I_{28} = \int_0^1 \frac{x\, dx}{(1 + x^2)^2}.$

29. $I_{29} = \int_0^{\frac{\pi}{2}} \frac{\cos x\, dx}{1 + \sin^2 x}.$

30. $I_{30} = \int_0^1 x \text{ Arc tg } x\, dx.$

31. $I_{31} = \int_0^{\pi/2} \frac{\sin^3 x\, dx}{1 + \cos x}.$

32. $I_{32} = \int_0^3 \frac{dx}{\sqrt{1 + x} + \sqrt{x}}.$

33. $I_{33} = \int_0^{\pi/2} \frac{\sin^3 x \cos x}{1 + \cos^2 2x}\, dx.$

34. Quelle est l'aire comprise entre les courbes représentatives des fonctions $y = x^2$ et $y + x = 2$?

35. Soit (C) la courbe représentative de la fonction

$$x \mapsto f(x) = e^{-x} \sin x.$$

Calculer la surface comprise entre la courbe et l'axe des x en calculant

$$S = \int_0^{K\pi} y\, dx \qquad k > 0$$

et en cherchant la limite de S lorsque K tend vers l'infini.

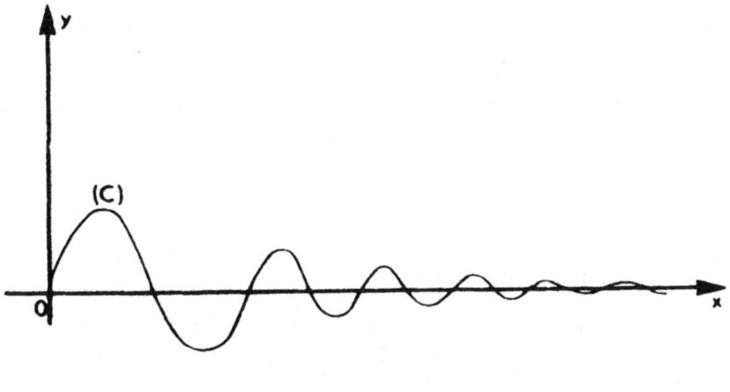

36. Volume du cône droit.
Quel est le volume engendré par le triangle OMH tournant autour de OH?

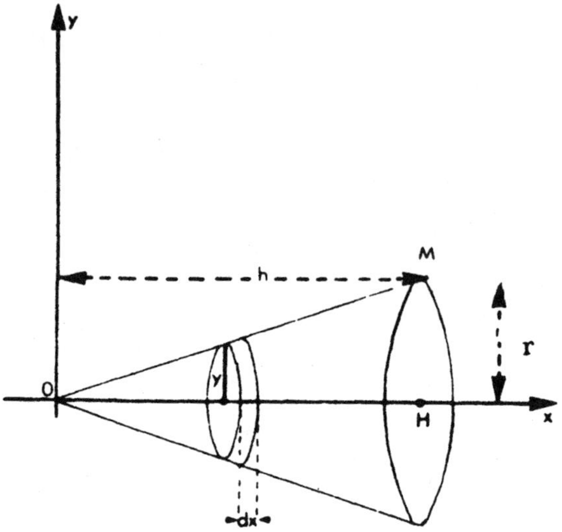

37. Volume engendré par la courbe $y = e^x$, pour x variant de $-\infty$ à 0, dans sa révolution autour de l'axe OX.

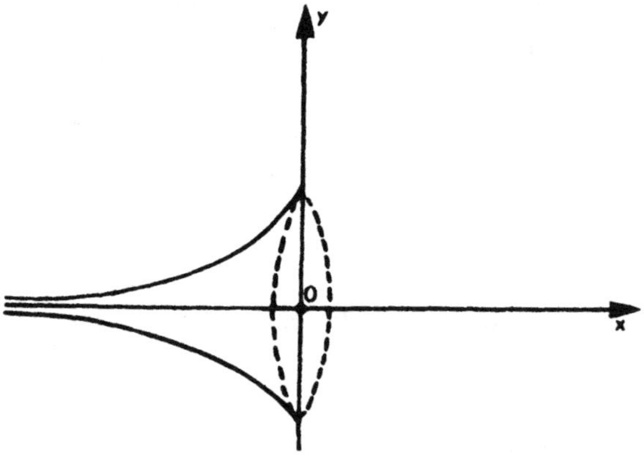

38. Quel est le moment d'inertie d'une sphère homogène de rayon r et de densité δ par rapport à son centre?

39. Loi du refroidissement de Newton.
La baisse de température θ d'un corps chaud étant proportionnelle à l'excès de la température du corps sur la température ambiante θ_0, trouver l'expression de θ en fonction du temps.
Déterminer les constantes d'intégration sachant que pour

$$t = 0 \quad \theta = 150^\circ$$
$$t = 10 \quad \theta = 120^\circ \quad \text{alors que} \quad \theta_0 = 30^\circ$$

40. Réactions chimiques du second ordre.
Si la vitesse d'augmentation de la concentration d'une substance (AB) formée à partir de la réaction de 2 substances A et B, est proportionnelle à la concentration des 2 substances en réaction, on dit qu'il s'agit d'une réaction du second ordre.
Si a et b sont les concentrations initiales des substances A et B, quel est le temps nécessaire pour que la concentration de la substance (AB) soit x?

41. Calculer $I = \int \frac{(x+1)\,dx}{x^3 + x^2 - 6x}$.

42. Calculer l'intégrale $\int \frac{dx}{x^4 - x}$.

SOLUTIONS

1. La forme de l'élément différentiel nous suggère de faire un changement de variable qui conduise à un Arc tg. Pour cela divisons numérateur et dénominateur par 4 :

$$I_1 = \int \frac{\frac{dx}{4}}{1 + \frac{3}{4}x^2}.$$

Posons $\frac{\sqrt{3}}{2}x = u$, d'où $\frac{\sqrt{3}}{2}dx = du$ ou $\frac{dx}{4} = \frac{1}{2\sqrt{3}}du$ alors

$$\begin{aligned} I_1 = \int \frac{\frac{du}{2\sqrt{3}}}{1+u^2} &= \frac{1}{2\sqrt{3}} \int \frac{du}{1+u^2} \\ &= \frac{1}{2\sqrt{3}} \text{Arc tg } u + C \\ &= \frac{1}{2\sqrt{3}} \text{Arc tg } \frac{x\sqrt{3}}{2} + C. \end{aligned}$$

---

2. La forme de l'élément différentiel suggère de faire un changement de variable qui fera apparaître un Arc sin. Pour cela posons $x\sqrt{2} = u$, alors $dx = \frac{du}{\sqrt{2}}$ et

$$I_2 = \int \frac{\frac{5}{\sqrt{2}}\,du}{\sqrt{1-u^2}} = \frac{5}{\sqrt{2}} \text{ Arc sin } u + C$$
$$= \frac{5}{\sqrt{2}} \text{ Arc sin } \, x\sqrt{2} + C.$$

---

3. Le numérateur n'est autre que la différentielle du dénominateur :

$$I_3 = \int \frac{d\,(x^2 + 3\,x + 1)}{x^2 + 3\,x + 1} = \ln |x^2 + 3\,x + 1| + C$$

---

4. Posons $3x - 2 = u$, $3\,dx = du$ d'où $dx = \dfrac{du}{3}$ et

$$I_4 = \int u^3 \cdot \frac{du}{3} = \frac{1}{3}\int u^3\,du = \frac{1}{3}\,\frac{u^4}{4} + C = \frac{1}{12}\,(3x - 2)^4 + C.$$

5.
$$I_5 = \int (x^{\frac{1}{2}} - x^{\frac{3}{2}} + 2 - 2x)\,dx$$

et puisque
$$\int x^n\,dx = \frac{x^{n+1}}{n+1} + C,$$

$$I_5 = \frac{2}{3}\,x^{\frac{3}{2}} - \frac{2}{5}\,x^{\frac{5}{2}} + 2x - x^2 + C.$$

---

6. Exprimons $\cos^2 x$ en fonction de $\cos 2x$ dont nous connaissons une primitive : $\dfrac{\sin 2x}{2}$

$$\cos^2 x = \frac{\cos 2x + 1}{2} \quad \text{et} \quad I_6 = \int \frac{\cos 2x}{2}\,dx + \int \frac{dx}{2}$$

ou

$$I_6 = \frac{\sin 2x}{4} + \frac{x}{2} + C.$$

---

7. $\cos^3 x = \cos x \cdot \cos^2 x = \cos x(1 - \sin^2 x) = \cos x - \cos x \sin^2 x$

d'où

$$I_7 = \int \cos x\,dx - \int \sin^2 x \cos x\,dx.$$

En posant $\sin x = u$, alors $du = \cos x\,dx$, on obtient

$$I_7 = \int du - \int u^2\,du = u - \frac{u^3}{3} + C,$$

soit

$$I_7 = \sin x - \frac{\sin^3 x}{3} + C.$$

---

8. Intégrons par parties :

Posons $\ln x = u$ et $dx = dv$

$$du = \frac{dx}{x} \quad \text{et} \quad v = x$$

$$I_8 = x \ln x - \int x \cdot \frac{dx}{x} = x \ln x - \int dx = x \ln x - x + C$$
$$= x(\ln x - 1) + C.$$

---

9. Intégrons par partie :

Posons $\ln x = u$ et $x^n\,dx = dv$

$$du = \frac{dx}{x} \qquad v = \frac{x^{n+1}}{n+1}$$

$$I_9 = \frac{x^{n+1}}{n+1} \ln x - \int \frac{x^{n+1}}{n+1} \frac{dx}{x} = \frac{x^{n+1}}{n+1} \ln x - \frac{1}{n+1} \int x^n\,dx$$
$$= \frac{x^{n+1}}{n+1}\left(\ln x - \frac{1}{n+1}\right) + C.$$

---

10. Posons $\text{Arc tg}\, x = u$, alors $du = \dfrac{dx}{1 + x^2}$, par conséquent :

$$I_{10} = \int \frac{du}{u} = \ln|u| + C$$
$$= \ln|\text{Arc tg}\, x| + C.$$

---

11. Posons $\cos x = u$, d'où $du = -\sin x\, dx$ et

$$I_{11} = -\int \frac{du}{u^5} = -\int u^{-5}\, du = \frac{1}{4} u^{-4} + C$$
$$= \frac{1}{4\cos^4 x} + C.$$

---

12. Posons $1 - 6x^4 = u$, $du = -24x^3\, dx$

$$I_{12} = -\frac{1}{24}\int \frac{du}{u^2} = \frac{1}{24}\cdot\frac{1}{u} + C$$
$$= \frac{1}{24(1-6x^4)} + C.$$

---

13. Ajoutons et retranchons -1 au numérateur et décomposons l'intégrale :
$3x + 1 = 3x - 1 + 2$

$$I_{13} = \int \frac{3x-1}{3x-1}\, dx + 2\int \frac{dx}{3x-1}$$
$$= \int dx + \frac{2}{3}\int \frac{3\, dx}{3x-1} = x + \frac{2}{3}\ln|3x-1| + C.$$

---

14. Intégrons par parties :
Posons $3x^2 + 1 = u$ d'où $du = 6x\, dx$ et

$$\cos 2x\, dx = dv \quad \text{d'où} \quad v = \frac{1}{2}\sin 2x$$

$$I_{14} = uv - \int v\, du = (3x^2+1)\frac{\sin 2x}{2} - 3\int x \sin 2x\, dx.$$

Pour calculer $\int x \sin 2x\, dx$, intégrons à nouveau par parties :
Posons $x = u$ d'où $dx = du$ et

$$\sin 2x\, dx = dv \quad \text{d'où} \quad v = -\frac{1}{2}\cos 2x$$

$$\int x \sin 2x \, dx = -\frac{x}{2}\cos 2x + \frac{1}{2}\int \cos 2x \, dx$$
$$= -\frac{x}{2}\cos 2x + \frac{1}{4}\sin 2x + C.$$

D'où $$I_{14} = (3x^2+1)\frac{\sin 2x}{2} + \frac{3}{2}x\cos 2x - \frac{3}{4}\sin 2x + C'$$
$$= \left(3x^2 - \frac{1}{2}\right)\frac{\sin 2x}{2} + \frac{3}{2}x\cos 2x + C'.$$

---

15. Intégrons par parties :

Posons $e^{3x}\,dx = dv$ d'où $v = \frac{1}{3}e^{3x}$ et

$$x = u \quad \text{d'où} \quad du = dx$$
$$I_{15} = uv - \int v\,du = \frac{x\,e^{3x}}{3} - \int \frac{1}{3}e^{3x}\,dx$$
$$= \frac{x\,e^{3x}}{3} - \frac{1}{9}e^{3x} + C$$
$$= \frac{e^{3x}}{3}\left(x - \frac{1}{3}\right) + C.$$

---

16. Intégrons par parties :

Posons Arc sin $x = u$ d'où $du = \frac{dx}{\sqrt{1-x^2}}$

et $$dx = dv \quad \text{d'où} \quad v = x$$

$$I_{16} = uv - \int v\,du = x \cdot \text{Arc sin } x - \int \frac{x\,dx}{\sqrt{1-x^2}}$$
$$= x \cdot \text{Arc sin } x + \int \frac{-2x\,dx}{2\sqrt{1-x^2}}$$
$$= x \cdot \text{Arc sin } x + \sqrt{1-x^2} + C.$$

---

17. Intégrons par parties :

Posons Arc tg $x = u$ d'où $du = \frac{dx}{1+x^2}$ et

$$dx = dv \quad \text{d'où} \quad v = x$$

$$I_{17} = uv - \int v\,du = x \cdot \text{Arc tg}\,x - \int \frac{x\,dx}{1+x^2}$$
$$= x \cdot \text{Arc tg}\,x - \frac{1}{2}\ln(1+x^2) + C.$$

---

18. Posons $\ln x = u$ alors

$$du = \frac{dx}{x} \quad \text{d'où} \quad I_{18} = \int \frac{du}{u} = \ln|u| + C$$

soit $$I_{18} = \ln|\ln x| + C$$

---

18 (bis). Posons $\ln x = u$ d'où $du = \dfrac{dx}{x}$ et $I = \int \cos u\,du$ soit

$$I_{18} = \sin u + C = \sin(\ln x) + C.$$

---

19. Posons $x = a\sin\varphi$ alors $dx = a\cos\varphi\,d\varphi$ et

$$I_{19} = \int a\cos\varphi \cdot a\cos\varphi\,d\varphi = a^2\int \cos^2\varphi\,d\varphi$$
$$= a^2\int \frac{\cos 2\varphi + 1}{2}\,d\varphi = a^2\left(\frac{\sin 2\varphi}{4} + \frac{\varphi}{2}\right) + C.$$

soit $I_{19} = \dfrac{a^2}{2}(\sin\varphi\cos\varphi + \varphi) + C$

$$= \frac{a^2}{2}\left(\frac{x}{a}\sqrt{1 - \frac{x^2}{a^2}} + \text{Arc sin}\,\frac{x}{a}\right) + C$$
$$= \frac{1}{2}\left(x\sqrt{a^2 - x^2} + a^2\,\text{Arc sin}\,\frac{x}{a}\right) + C.$$

---

20. Posons $2 + x = u$ alors $dx = du$ et

$$I_{20} = \int u^{1/2}\,du = \frac{2}{3}u^{3/2} + C = \frac{2}{3}(2+x)^{3/2} + C.$$

---

21. $$x^2 + 2x + 5 = (x+1)^2 + 4 = 4\left[1 + \left(\frac{x+1}{2}\right)^2\right].$$

Posons $\frac{x+1}{2} = u$ alors $dx = 2\,du$ et

$$I_{21} = \int \frac{2\,du}{4(1+u^2)} = \frac{1}{2}\,\text{Arc tg}\,u + C$$

soit

$$I_{21} = \frac{1}{2}\,\text{Arc tg}\left(\frac{x+1}{2}\right) + C.$$

---

22. Multiplions numérateur et dénominateur de l'élément différentiel par e^x :

$$I_{22} = \int \frac{e^x\,dx}{e^{2x}+2}$$

Posons $e^x = u$: $I_{22} = \int \frac{du}{u^2+2} = \frac{1}{2}\int \frac{du}{1+\frac{u^2}{2}}$ soit

$$I_{22} = \frac{1}{\sqrt{2}}\int \frac{d\left(\frac{u}{\sqrt{2}}\right)}{1+\left(\frac{u}{\sqrt{2}}\right)^2} = \frac{1}{\sqrt{2}}\,\text{Arc tg}\left(\frac{u}{\sqrt{2}}\right) + C$$

ou

$$I_{22} = \frac{1}{\sqrt{2}}\,\text{Arc tg}\left(\frac{e^x}{\sqrt{2}}\right) + C.$$

---

23. Posons $3 - 4x = u$, $du = -4\,dx$

$$I_{23} = -\frac{1}{4}\int \frac{du}{\sqrt{u}} = -\frac{1}{2}\sqrt{u} + C$$

$$= -\frac{\sqrt{3-4x}}{2} + C.$$

---

24. Posons $\text{tg}\,\frac{x}{2} = t$ soit $\frac{x}{2} = \text{arc tg}\,t$; $\sin x$ s'exprime en fonction de t par

$$\sin x = \frac{2t}{1+t^2} \quad \text{et} \quad dx = 2\,\frac{dt}{1+t^2},$$

d'où

$$I_{24} = \int \frac{\frac{2\,dt}{1+t^2}}{\frac{2t}{1+t^2}} = \int \frac{dt}{t} = \ln|t| + C$$

soit $$I_{24} = \ln \left| \operatorname{tg} \frac{x}{2} \right| + C.$$

---

25. Pour retrouver l'intégrale précédente, il suffira de faire un changement de variable qui fasse apparaître un sinus au dénominateur. Pour cela posons $x = \frac{\pi}{2} - u$, alors $dx = -du$ d'où

$$I_{25} = \int \frac{-du}{\sin u} = -\ln \left| \operatorname{tg} \frac{u}{2} \right| + C.$$

Or $$\frac{u}{2} = \frac{\pi}{4} - \frac{x}{2} \quad \text{et} \quad \operatorname{tg} \frac{u}{2} = \frac{1 - \operatorname{tg} \frac{x}{2}}{1 + \operatorname{tg} \frac{x}{2}}$$

la valeur de I_{25} est par conséquent :

$$I_{25} = \ln \left| \frac{1 + \operatorname{tg} \frac{x}{2}}{1 - \operatorname{tg} \frac{x}{2}} \right| + C.$$

---

26. Décomposons cette intégrale :

$$I_{26} = \int \frac{dx}{\sin x - 1} + \int \frac{\cos x \, dx}{\sin x - 1}.$$

Pour calculer la première intégrale, posons $\operatorname{tg} \frac{x}{2} = t$ soit $x = 2 \operatorname{arc\,tg} t$, alors $dx = \frac{2\,dt}{1 + t^2}$ et $\sin x = \frac{2t}{1 + t^2}$

$$\int \frac{dx}{\sin x - 1} = \int \frac{\frac{2\,dt}{1 + t^2}}{\frac{2t}{1 + t^2} - 1} = -2 \int \frac{dt}{(1 - t)^2} = \frac{-2}{1 - t} + C = \frac{2}{\operatorname{tg} \frac{x}{2} - 1} + C$$

$$\int \frac{\cos x \, dx}{\sin x - 1} = \int \frac{d(\sin x - 1)}{\sin x - 1} = \ln |\sin x - 1| + C$$

et $$I_{26} = \frac{2}{\operatorname{tg} \frac{x}{2} - 1} + \ln |\sin x - 1| + C.$$

---

27. Posons $x = \text{tg}\ \varphi\ \text{d}x = (1 + \text{tg}^2\ \varphi)\ \text{d}\varphi$

$$\text{I}_{27} = \int \frac{(1 + \text{tg}^2\ \varphi)\ \text{d}\varphi}{(1 + \text{tg}^2\ \varphi)^{3/2}} = \int \cos\varphi\ \text{d}\varphi = \sin\varphi + \text{C}$$

$$= \frac{\text{tg}\ \varphi}{\sqrt{1 + \text{tg}^2\ \varphi}} + \text{C} = \frac{x}{\sqrt{1 + x^2}} + \text{C}.$$

---

28. Posons $1 + x^2 = u$ alors $2x\ \text{d}x = \text{d}u$.

Pour $x = 0$, $u = 1$, et pour $x = 1$, $u = 2$.
D'où

$$\text{I}_{28} = \frac{1}{2}\int_1^2 \frac{\text{d}u}{u^2} = -\frac{1}{2}\left[\frac{1}{u}\right]_1^2$$

soit

$$\text{I}_{28} = -\frac{1}{2}\left(\frac{1}{2} - 1\right) = \frac{1}{4}.$$

---

29. On remarque que $\cos x\ \text{d}x = \text{d}(\sin x)$. Le changement $\sin x = u$ s'impose donc.

Pour $x = 0$, $u = 0$, pour $x = \frac{\pi}{2}$, $u = 1$ et

$$\text{I}_{29} = \int_0^1 \frac{\text{d}u}{1 + u^2} = [\text{Arc tg}\ u]_0^1 = \frac{\pi}{4}.$$

---

30. Intégrons par parties et posons : $x\ \text{d}x = \text{d}u$ et $\text{Arc tg}\ x = v$.

D'où $u = \frac{x^2}{2}$ et $\text{d}v = \frac{\text{d}x}{1 + x^2}$.

$$\text{I}_{30} = \left[\frac{x^2}{2}\ \text{Arc tg x}\right]_0^1 - \int_0^1 \frac{x^2}{2(1 + x^2)}\ \text{d}x$$

$$= \frac{\pi}{8} - \frac{1}{2}\int_0^1 \left(1 - \frac{1}{1 + x^2}\right) \text{d}x$$

$$= \frac{\pi}{8} - \frac{1}{2}\left[x - \text{Arc tg}\ x\right]_0^1 = \frac{\pi}{8} - \frac{1}{2}\left(1 - \frac{\pi}{4}\right)$$

$$= \frac{\pi}{4} - \frac{1}{2}.$$

---

31. $$\sin^3 x = \sin x \cdot \sin^2 x = \sin x\,(1 - \cos^2 x)$$

$$I_{31} = \int_0^{\pi/2} \frac{\sin x(1-\cos^2 x)}{1+\cos x}\,dx = \int_0^{\pi/2} \frac{\sin x(1-\cos x)(1+\cos x)\,dx}{1+\cos x}$$
$$= \int_0^{\pi/2} \sin x(1-\cos x)\,dx.$$

Posons $\cos x = u$ alors $du = -\sin x\,dx$.

Pour $x = 0$, $u = 1$ et pour $x = \frac{\pi}{2}$, $u = 0$

$$I_{31} = \int_1^0 -(1-u)\,du = \int_1^0 (u-1)\,du$$
$$= \left[\frac{u^2}{2} - u\right]_1^0 = 1 - \frac{1}{2} = \frac{1}{2}.$$

---

32. Multiplions numérateur et dénominateur de l'élément différentiel, par la quantité conjuguée du dénominateur, c'est-à-dire $\sqrt{1+x} - \sqrt{x}$

$$I_{32} = \int_0^3 \frac{\sqrt{1+x}-\sqrt{x}}{1+x-x}\,dx = \int_0^3 (1+x)^{1/2}\,dx - \int_0^3 x^{1/2}\,dx$$
$$= \frac{2}{3}\left[(1+x)^{3/2} - x^{3/2}\right]_0^3 = \frac{2}{3}(8 - 3\sqrt{3}) - \frac{2}{3} = \frac{2}{3}(7 - 3\sqrt{3}).$$

---

33. Posons $\cos 2x = t$ alors $dt = -2\sin 2x\,dx = -4\sin x\cos x\,dx$

$$\sin^2 x = \frac{1-\cos 2x}{2} = \frac{1-t}{2}$$

$$\sin^3 x\cos x\,dx = \sin^2 x\sin x\cos x\,dx = \frac{1-t}{2}\left(\frac{-dt}{4}\right).$$

Pour $x = 0$, $t = 1$, et pour $x = \frac{\pi}{4}$, $t = 0$

$$I_{33} = -\int_1^0 \frac{(1-t)\,dt}{8(1+t^2)} = \frac{1}{8}\left[\int_0^1 \frac{-t\,dt}{1+t^2} + \int_0^1 \frac{dt}{1+t^2}\right]$$
$$= \frac{1}{8}\left[-\frac{\ln(1+t^2)}{2}\right]_0^1 + \frac{1}{8}[\text{Arc tg } t]_0^1$$
$$= \frac{1}{8}\left(-\frac{\ln 2}{2}\right) + \frac{1}{8}\frac{\pi}{4} = \frac{1}{16}\left(\frac{\pi}{2} - \ln 2\right).$$

---

34. Les points de rencontre de ces deux courbes ont pour abscisses les racines de l'équation $x^2 = 2 - x$ soit $x = 1$ et $x = -2$.

L'aire comprise entre les 2 courbes est donc :

$$\int_{-2}^{1} (2 - x)\, dx - \int_{-2}^{1} x^2\, dx = \int_{-2}^{1} (2 - x - x^2)\, dx = \left[2x - \frac{x^2}{2} - \frac{x^3}{3}\right]_{-2}^{1}$$

$$= \left(2 - \frac{1}{2} - \frac{1}{3}\right) - \left(-4 - 2 + \frac{8}{3}\right) = \frac{9}{2}.$$

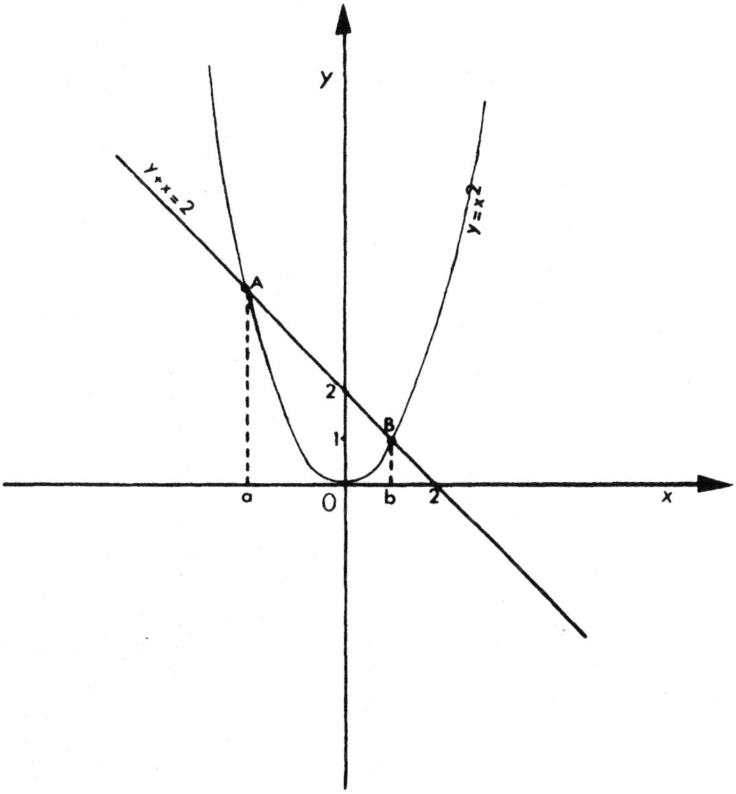

35. Calculons en intégrant par parties :

$$I = \int e^{-x} \sin x\, dx.$$

Posons $e^{-x} = u$ et $\sin x\, dx = dv$, alors

$$du = -e^{-x}\, dx \quad \text{et} \quad v = -\cos x$$

$$I = -e^{-x} \cos x - \int e^{-x} \cos x\, dx \qquad (1)$$

De même pour le calcul de

$$J = \int e^{-x} \cos x \, dx.$$

Posons $e^{-x} = u$ et $\cos x \, dx = dv$, alors

$$J = e^{-x} \sin x + \int e^{-x} \sin x \, dx \tag{2}$$

Les égalités (1) et (2) peuvent encore s'écrire

$$\begin{cases} I + J = -e^{-x} \cos x & (1') \\ I - J = -e^{-x} \sin x & (2') \end{cases}$$

d'où, en additionnant, nous obtenons

$$I = -\frac{e^{-x}}{2} (\cos x + \sin x).$$

La valeur de $S = \int_0^{K\pi} e^{-x} \sin x \, dx$ est donc :

$$\left[-\frac{e^{-x}}{2} (\cos x + \sin x) \right]_0^{K\pi}$$

soit $$S = -\frac{e^{-K\pi}}{2} (\cos K\pi + \sin K\pi) + \frac{e^0}{2}$$

et puisque $\cos K\pi = (-1)^K$ et $\sin K\pi = 0$

$$S = \left(\frac{1}{2} - (-1)^K e^{-K\pi} \right).$$

La limite de S lorsque K tend vers l'infini est $\frac{1}{2}$ (puisque $e^{-K\pi}$ tend vers 0).

---

36. Dans sa révolution autour de OH, OM engendre un cône de révolution. L'élément de volume compris entre deux plans distants de dx et perpendiculaires à l'axe Ox, peut être assimilé à un disque d'épaisseur dx et de rayon y, donc de volume $dv = \pi y^2 \, dx$.

Si OH $= h$ et MH $= r$, $y = \frac{r}{h} x$ et $dv = \frac{\pi r^2}{h^2} x^2 \, dx$.

Le volume total s'obtiendra en sommant tous les petits volumes élémentaires compris entre O et H, ce sera donc :

$$V = \int_0^h \frac{\pi r^2}{h^2} x^2 \, dx$$

$$= \frac{\pi r^2}{h^2} \left[\frac{x^3}{3} \right]_0^h = \frac{\pi r^2}{h^2} \cdot \frac{h^3}{3} = \frac{\pi r^2 h}{3}.$$

---

37. Un raisonnement identique à celui de l'exercice précédent nous conduit à :

$$V = \int_{-\infty}^{0} \pi y^2 \, dx$$

$$= \int_{-\infty}^{0} \pi \, e^{2x} \, dx$$

$$= \pi \left[\frac{1}{2} e^{2x} \right]_{-\infty}^{0} = \frac{\pi}{2}$$

---

38. Calculons le moment d'inertie élémentaire dI de la pellicule sphérique comprise entre les deux sphères concentriques et de rayon x et $x + dx$.

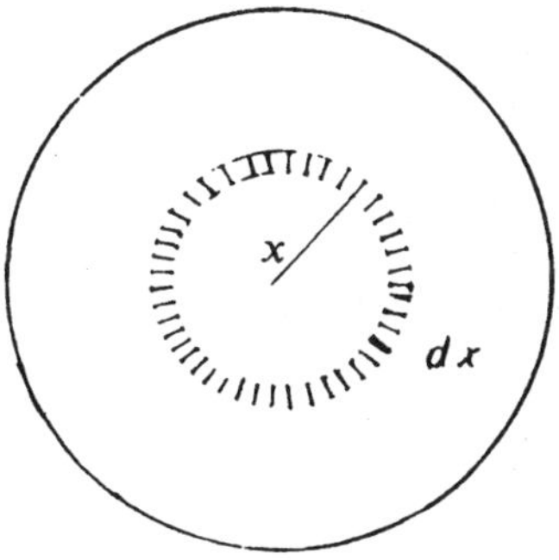

Le volume de cette pellicule est la différentielle dv du volume

$$v = \frac{4}{3} \pi x^3$$

de la sphère de rayon x :

$$dv = d\left(\frac{4}{3} \pi x^3\right)$$

$$= 4\pi x^2 \, dx.$$

Le moment d'inertie élémentaire est donc :

$$dI = x^2 \cdot dv \cdot \delta$$

$$= 4\pi\delta x^4 \, dx$$

et

$$I = \int_0^r 4\pi\delta x^4 \, dx$$

$$= 4\pi\delta \left[\frac{x^5}{5} \right]_0^r$$

$$= 4\pi\delta \frac{r^5}{5}.$$

La masse de la sphère étant :

$$M = \frac{4}{3} \pi\delta r^3$$

on a

$$I = \frac{3}{5} Mr^2.$$

---

39. L'hypothèse de l'énoncé se traduit par :

$$\frac{d\theta}{dt} = -k(\theta - \theta_0)$$

soit
$$\frac{d\theta}{\theta - \theta_0} = -k\,dt$$

et en intégrant :

$$\ln\left|\frac{\theta - \theta_0}{C}\right| = -kt$$

d'où $\theta = \theta_0 + C\,e^{-kt}$.

Exprimons les conditions initiales :

$$150 = 30 + C\,e^{0}$$

soit
$$C = 120.$$

D'autre part $120 = 30 + 120\,e^{-10k}$, soit

$$\frac{3}{4} = e^{-10k}$$

et $k \simeq 29 \cdot 10^{-3}$.

---

40. Après un temps t, les concentrations des substances A et B sont $a - x$ et $b - x$.

L'hypothèse de l'énoncé se traduit donc par :

$$\frac{dx}{dt} = k(a - x)(b - x)$$

où k est une constante de proportionnalité (déterminée par la nature de A et B).

D'où
$$dt = \frac{dx}{k(a - x)(b - x)}$$

soit
$$t = \frac{1}{k}\int\frac{dx}{(a - x)(b - x)} + C.$$

Or
$$\frac{1}{(a - x)(b - x)} = \frac{1}{b - a}\left[\frac{1}{a - x} - \frac{1}{b - x}\right]$$

d'où
$$t = \frac{1}{k(b - a)}\left[\int\frac{dx}{a - x} - \int\frac{dx}{b - x}\right] + C$$

soit
$$t = \frac{1}{k\,(b - a)}\ln\frac{b - x}{a - x} + C.$$

Exprimons que pour $t = 0, x = 0$

$$0 = \frac{1}{k(b-a)} \ln \frac{b}{a} + \mathrm{C}$$

on en tire
$$\mathrm{C} = -\frac{1}{k(b-a)} \ln \frac{b}{a}$$

et
$$t = \frac{1}{k(b-a)} \left[\ln \frac{b-x}{a-x} - \ln \frac{b}{a} \right]$$

ou
$$t = \frac{1}{k(b-a)} \ln \frac{(b-x)\,a}{(a-x)\,b}.$$

---

41. Les racines du dénominateur sont $x = 0$, $x = 2$ et $x = -3$,

donc
$$\frac{x+1}{x^3 + x^2 - 6x} = \frac{\mathrm{A}}{x} + \frac{\mathrm{B}}{x-2} + \frac{\mathrm{C}}{x+3}$$

Pour obtenir A, on multiplie d'abord les deux membres par x, puis on donne à x la valeur 0.

$$\mathrm{A} = \left[\frac{x+1}{x^2 + x - 6} \right]_{x=0} = -\frac{1}{6}$$

De même, pour calculer B, on multiplie les deux membres par $x - 2$, puis on donne à x la valeur 2.

$$\mathrm{B} = \left[\frac{x+1}{x\,(x+3)} \right]_{x=+2} = \frac{3}{10}$$

Enfin, pour $x = -3$, on procède de même pour avoir C

$$\mathrm{C} = \left[\frac{x+1}{x\,(x-2)} \right]_{x=-3} = -\frac{2}{15}$$

D'où
$$\begin{aligned} \mathrm{I} &= -\frac{1}{6} \int \frac{\mathrm{d}x}{x} + \frac{3}{10} \int \frac{\mathrm{d}x}{x-2} - \frac{2}{15} \int \frac{\mathrm{d}x}{x+3} \\ &= -\frac{1}{6} \ln |x| + \frac{3}{10} \ln |x-2| - \frac{2}{15} \ln |x+3| + \mathrm{C}. \end{aligned}$$

---

42. Décomposons la fraction rationnelle : $\dfrac{1}{x^4 - x}$

$$\frac{1}{x^4 - x} = \frac{1}{x\,(x-1)(x^2+x+1)} = \frac{\mathrm{A}}{x} + \frac{\mathrm{B}}{x-1} + \frac{\mathrm{C}x + \mathrm{D}}{x^2 + x + 1}.$$

En multipliant les deux membres par x et en faisant $x = 0$, on obtient $\mathrm{A} = -1$.

En opérant de même pour $x-1$, on obtient $B=\frac{1}{3}$ lorsqu'on donne à x la valeur 1.

En multipliant par x et en faisant tendre x vers $+\infty$, on obtient :

$$A+B+C=0 \qquad \text{soit} \qquad C=\frac{2}{3}$$

Enfin pour $x=-1$, on a

$$\frac{1}{2}=-A-\frac{B}{2}-C+D$$

soit

$$D=\frac{1}{3}$$

et

$$\frac{1}{x^4-x}=-\frac{1}{x}+\frac{1}{3(x-1)}+\frac{1}{3}\,\frac{2x+1}{x^2+x+1}$$

Il en résulte que :

$$\int\frac{dx}{x^4-x}=-\int\frac{dx}{x}+\frac{1}{3}\int\frac{dx}{x-1}+\frac{1}{3}\int\frac{2x+1}{x^2+x+1}\,dx$$

$$=-\ln|x|+\frac{1}{3}\ln|x-1|+\frac{1}{3}\ln(x^2+x+1)+C$$

$$=\ln\frac{\sqrt[3]{|x-1|(x^2+x+1)}}{|x|}+C$$

EXERCICES PROPOSÉS

43. $\int \sin^5 x \cos^3 x \, dx$ R : $\frac{\sin^6 x}{6}-\frac{\sin^8 x}{8}+C$

44. $\int \frac{dx}{\cos^2 x+4\sin^2 x}$ R : $\frac{1}{2}\,\text{Arc tg}\,(2\,\text{tg}\,x)+C$

45. $\int \frac{\sin x\cos x\,dx}{\sqrt{1+2\sin^2 x}}$ R : $\frac{1}{2}\sqrt{1+2\sin^2 x}$

46. $\int \frac{dx}{\sin^3 x}$ R : $\frac{1}{2}\left[\ln\left|\text{tg}\,\frac{x}{2}\right|-\frac{\cos x}{\sin^2 x}\right]+C$

47. $\displaystyle\int \frac{\sqrt{1-x^2}}{x^2}\,\mathrm{d}x$ R : $- \text{Arc} \sin x - \dfrac{\sqrt{1-x^2}}{x} + C$

48. $\displaystyle\int_0^{\infty} \frac{x^5\,\mathrm{d}x}{x^{12}+1}$ R : $\dfrac{\pi}{12}$

49. $\displaystyle\int_0^{1} \sqrt{9-4x^2}\,\mathrm{d}x$ R : $\dfrac{3\pi}{8} + \dfrac{\sqrt{5}}{2}$

50. $\displaystyle\int_0^{2\pi} \sin mx\,\mathrm{d}x$ R : 0

51. $\displaystyle\int_0^{\pi/2} x^2 \sin x\,\mathrm{d}x$ R : $\pi - 2$

52. $\displaystyle\int_0^{1} (x^3 - 2x + 5)\,\mathrm{e}^{-\frac{x}{2}}\,\mathrm{d}x$ R : $98 - \dfrac{156}{\sqrt{e}}$

53. $\displaystyle\int_0^{1} x^2\,\mathrm{e}^x\,\mathrm{d}x$ R : $e - 2$

54. $\displaystyle\int_0^{\infty} \mathrm{e}^{-3x}\cos 2x\,\mathrm{d}x$ R : $\dfrac{3}{13}$

55. $\displaystyle\int_{-1/2}^{1/2} \frac{\mathrm{d}x}{4x^2+4x+5}$ R : $\dfrac{\pi}{16}$

56. $\displaystyle\int_0^{1} \frac{\mathrm{d}x}{\sqrt{(1+x^2)^3}}$ R : $\dfrac{1}{\sqrt{2}}$

57. Quelle est l'aire comprise entre les deux courbes ?

$$y = \frac{x^2}{4} \quad \text{et} \quad x = \frac{y^2}{4}$$

$$\text{R} : \frac{16}{3}.$$

58. On considère pour n entier, l'intégrale

$$I_n = \int_0^{\frac{\pi}{2}} \cos^n t\,\mathrm{d}t$$

Calculer I_0 et I_1. Etablir une formule de récurrence liant I_n et I_{n-2}. Donner la valeur de I_n pour n pair ($n = 2k$) et pour n impair ($n = 2k + 1$).

$$\text{R} : I_0 = \frac{\pi}{2},\quad I_1 = 1$$

$$I_n = \frac{n-1}{n} I_{n-2}$$

$$\left.\begin{aligned} I_{2k} &= \frac{1.3.5 \ldots\ldots (2k-1)}{2.4.6 \ldots\ldots 2k} \cdot \frac{\pi}{2} \\ I_{2k+1} &= \frac{2.4.6 \ldots\ldots (2k)}{1.3.5 \ldots\ldots (2k+1)} \cdot \end{aligned}\right\} \text{Formules de Wallis}$$

59. $\int_0^{\frac{\pi}{2}} \ln \frac{1+\sin x}{1+\cos x}\, dx$ R : 0

60. $\int \frac{x\, dx}{x^2-1}$ R : $\frac{1}{2} \ln |x^2-1| + C$

61. $\int \frac{dx}{x^4-1}$ R : $-\frac{1}{2} \text{Arc tg}\, x - \frac{1}{4} \ln \left|\frac{1+x^2}{1-x^2}\right| + C$

62. $\int \frac{dx}{4x^2-x-5}$ R : $\frac{1}{9} \ln \left|\frac{x-\frac{5}{4}}{x+1}\right| + C$

63. $\int \frac{x^4+1}{x^2(x-1)^3}$ R : $\frac{-1}{(x-1)^2} + 4 \ln |x-1| - 3 \ln |x| + \frac{1}{x}$

64. $\int \frac{x\, dx}{x^4-3x^2+2}$ R : $\frac{1}{2} \ln \left|\frac{x^2-2}{x^2-1}\right| + C$

65. $\int_0^{\frac{\pi}{2}} \frac{d\theta}{3\cos^2\theta + 4\sin^2\theta}$ R : $\frac{\pi}{4\sqrt{3}}$

CHAPITRE 8

ÉQUATIONS DIFFÉRENTIELLES

ÉQUATION DIFFÉRENTIELLE DU 1er ORDRE

Une équation différentielle du 1er ordre est une relation entre x, y et y' : $F(x, y, y') = 0$

$$\text{exemples} \begin{cases} y' = (1 + x^2) \sin y \\ y' = 2y - x \\ x^2 y' - x\, e^y = 0 \end{cases}$$

ÉQUATION A VARIABLES SÉPARÉES

Une équation à variables séparées est une équation qu'on peut mettre sous la forme :

$$\boxed{F(x)\, dx = G(y)\, dy}.$$

La solution d'une telle équation s'obtient par intégration des deux membres :

$$\int F(x)\, dx = \int G(y)\, dy + C$$

où C est une constante arbitraire d'intégration.

ÉQUATION DIFFÉRENTIELLE LINÉAIRE DU 1er ORDRE

Une équation différentielle linéaire du 1er ordre est de degré 1 par rapport à y : sa forme générale est donc :

$$\boxed{y' + a(x)y = b(x)}$$

où $a(x)$ et $b(x)$ sont deux fonctions quelconques de x.

Lorsqu'on connaît une solution particulière y_1 de l'équation complète $y' + a(x)y = b(x)$, la solution générale s'obtient en ajoutant à y_1 la solution générale de l'équation sans second membre : $y' + a(x)y = 0$ qui est à variables séparées.

Méthode de la « variation des constantes » de Lagrange.

On intègre d'abord l'équation sans second membre

$$y' + a(x)\,y = 0$$

qui conduit à :

$$\frac{\mathrm{d}y}{y} = -\,a(x)\,\mathrm{d}x$$

soit

$$\ln\left|\frac{y}{\mathrm{C}}\right| = -\int a(x)\,\mathrm{d}x = \mathrm{A}(x)$$

d'où

$$y = \mathrm{C}\,\mathrm{e}^{\mathrm{A}(x)}.$$

Considérant maintenant C comme fonction de x

$$\text{alors}\quad \begin{cases} y = \mathrm{C}(x)\cdot \mathrm{e}^{\mathrm{A}(x)} \\ y' = \mathrm{C}'\,\mathrm{e}^{\mathrm{A}(x)} - \mathrm{C}a(x)\,\mathrm{e}^{\mathrm{A}(x)}. \end{cases}$$

En portant ces valeurs de y et y' dans l'équation complète

$$y' + a(x)y = b(x),$$

on détermine $\mathrm{C}(x)$ à une constante près, et par conséquent la solution $y = \mathrm{C}(x)\,\mathrm{e}^{\mathrm{A}(x)}$ qui s'exprime à l'aide d'une constante arbitraire.

ÉQUATIONS HOMOGÈNES

Elles sont de la forme $f(x, y, y') = 0$ où f est une fonction homogène par rapport à x et y. On peut les mettre sous la forme :

$$\varphi\left(y', \frac{y}{x}\right) = 0 \qquad (1)$$

Une équation **homogène** se reconnaît au fait qu'elle est invariante par le changement de (x, y) en $(\lambda x, \lambda y)$, c'est-à-dire par une homothétie de centre 0.

On résoud alors par le changement de variable $\frac{y}{x} = u$, qui donne $y = ux$ soit

$$y' = \frac{\mathrm{d}y}{\mathrm{d}x} = u + x\frac{\mathrm{d}u}{\mathrm{d}x},$$

et l'équation (1) se trouve transformée en équation à variables séparées.

(Cf. exercices n° 31 à 33)

ÉQUATIONS DIFFÉRENTIELLES LINÉAIRES DU SECOND ORDRE A COEFFICIENTS CONSTANTS
(sans second membre)

Leur forme générale est :

$$ay'' + by' + cy = 0 \quad (1)$$

En posant $y = e^{rx}$ on a $y' = r\,e^{rx}$ et $y'' = r^2\,e^{rx}$. Ces valeurs, portées dans (1) conduisent à :

$$e^{rx}(ar^2 + br + c) = 0 \quad (2)$$

Les solutions de (2) sont les racines de l'équation caractéristique

$$f(r) = ar^2 + br + c = 0 \quad (3)$$

La solution générale de (1) dépend des valeurs de

$$\Delta = b^2 - 4ac$$

Signe de Δ	**Solution générale**
(1) $\Delta > 0$ $f(r)$ a 2 racines, r_1 et r_2	$y = C_1\,e^{r_1 x} + C_2\,e^{r_2 x}$
(2) $\Delta = 0$ $f(r)$ a 1 racine double $r = \frac{-b}{2a}$	$y = (C_1 x + C_2)\,e^{ra}$
(3) $\Delta < 0$ $f(r)$ n'a pas de racines réelles	$y = (C_1 \cos\beta x + C_2 \sin\beta x)e^{\alpha x}$ avec $\alpha = -\frac{b}{2a}$, $\beta = \frac{\sqrt{4ac - b^2}}{2a}$

RECHERCHE DES SOLUTIONS PARTICULIÈRES DE L'ÉQUATION COMPLÈTE

Remarque : Si $\varphi(x) = \varphi_1(x) + \varphi_2(x) + ... + \varphi_n(x)$, on cherchera une solution particulière correspondant à $\varphi_1(x)$, puis à $\varphi_2(x)$, etc. et on ajoutera les résultats.

Les méthodes diffèrent suivant la nature du second membre $\varphi(x)$.

a) $\varphi(x)$ est un polynôme de degré n

On recherchera une solution particulière qui est également un polynôme de degré n, si $c \neq 0$ de degré $n + 1$ si $c = 0$ et $b \neq 0$ et de degré $n + 2$ si $c = b = 0$ (les coefficients sont à déterminer par identification).

***b)* $\varphi(x) = \mathrm{A}\,\mathrm{e}^{\alpha x}$** (A constant)

On pourra faire le changement $y = \mathrm{e}^{\alpha x} z(x)$ et on est ramené au cas précédent. On pourra aussi utiliser les résultats suivants :

Si $\varphi(r) = ar^2 + br + c$

1) α non racine de l'équation caractéristique ($\varphi(\alpha) \neq 0$)

Solution particulière $y = \dfrac{\mathrm{A}\,\mathrm{e}^{\alpha x}}{\varphi(\alpha)}$

2) α racine simple de l'équation caractéristique ($\varphi(\alpha) = 0$; $\varphi'(\alpha) \neq 0$)

Solution particulière $y = \dfrac{\mathrm{A}x\,\mathrm{e}^{\alpha x}}{\varphi'(\alpha)}$

3) α racine double de l'équation caractéristique ($\varphi(\alpha) = \varphi'(\alpha) = 0$)

Solution particulière $y = \dfrac{\mathrm{A}x^2\,\mathrm{e}^{\alpha x}}{\varphi''(\alpha)}$

***c)* $\varphi(x) = \mathrm{A}\cos mx + \mathrm{B}\sin mx$**

Si l'équation caractéristique n'est pas $r^2 + m^2 = 0$, rechercher des solutions de la forme :

$$y = p\cos mx + q\sin mx$$

(p et q à déterminer par identification).

Si l'équation caractéristique est $r^2 + m^2 = 0$, rechercher des solutions de la forme

$$y = x\,(p\cos mx + q\sin mx)$$

$$\varphi(x) = \mathrm{P}_n(x)\,\mathrm{e}^{\alpha x} \qquad (\mathrm{P}_n \text{ polynôme})$$

ou $$\varphi(x) = \cos mx\;\mathrm{e}^{\alpha x}$$

ou $$\varphi(x) = \sin mx\;\mathrm{e}^{\alpha x}$$

Dans les trois cas faire le changement

$$y = \mathrm{e}^{\alpha x} z$$

on est ramené aux cas précédents (Cf. exercices n° 34, 35 et 60 à 64).

Méthode de la variation des deux constantes

Elle permet d'éviter les méthodes particulières précédentes. L'équation sans second membre a fourni

$$y = \mathrm{A}y_1(x) + \mathrm{B}y_2(x)$$

Pour intégrer l'équation complète on prend

$$y = \mathrm{A}(x)\,y_1(x) + \mathrm{B}(x)\,y_2(x)$$

En dérivant et en prenant pour condition supplémentaire sur A (x) et B (x)

$$A'(x)\, y_1(x) + B'(x)\, y_2(x) = 0 \tag{1}$$

l'équation complète devient :

$$A'(x)\, y_1'(x) + B'(x)\, y_2'(x) = \varphi(x) \tag{2}$$

(1) et (2) déterminent A′ et B′ d'où A (x) et B (x) par deux intégrations.

(Cf. exercice n° 35)

EXERCICES

ÉNONCÉS

1. Intégrer l'équation différentielle

$$y' = \cos^2 y\left[5\, e^{-2x} + \frac{1}{(2x+3)^3}\right].$$

2. Intégrer l'équation différentielle :

$$\frac{\mathrm{d}y}{\mathrm{d}x} - y \cos x = 0.$$

3. Intégrer l'équation

$$y' = \frac{xy}{x^2+3}.$$

4. Intégrer l'équation différentielle :

$$y' \operatorname{cotg} x = y.$$

5. Intégrer l'équation différentielle :

$$xy\, \mathrm{d}x - (1 + x^2)\, \mathrm{d}y = 0.$$

6. Intégrer l'équation différentielle

$$\frac{\mathrm{d}y}{\mathrm{d}x} = \mathrm{e}^{x+y}.$$

7. Intégrer l'équation différentielle :

$$\operatorname{tg} 2x \operatorname{cotg} \frac{y}{3}\, \mathrm{d}y = 3\, \mathrm{d}x.$$

Quelle est la solution particulière satisfaisant aux conditions

$$x = \frac{\pi}{4}, \quad y = \frac{\pi}{2}.$$

8. Résoudre l'équation

$$\frac{\mathrm{d}x}{\mathrm{d}y} = 1 - y.$$

9. Intégrer

$$y' + 36 + 9y^2 = 0.$$

10. Résoudre l'équation

$$x^2 + (y + 1)^2 y' = 0.$$

11. Quelle est la solution particulière de l'équation

$$y' = \frac{x^2 y}{1 + x^3}$$

vérifiant les conditions $y = 2$ pour $x = 1$.

12. Résoudre l'équation :

$$y = x^2 y'^2.$$

13. Résoudre l'équation :

$$y^2 + y'^2 = 1.$$

14. Intégrer l'équation différentielle :

$$2xyy' + 1 = 0.$$

15. Intégrer l'équation différentielle :

$$\ln y' = y.$$

16. Intégrer l'équation différentielle :

$$y' + 2y\,\mathrm{e}^{-x} = 0.$$

17. Intégrer l'équation différentielle

$$xy' + y = 2$$

en montrant que c'est une équation à variables séparées.

18. Trouver l'équation des courbes telles que, en chaque point, la pente de la tangente à la courbe soit égale à $-\dfrac{x}{y}$.

19. Résoudre l'équation

$$xy' - 2y = x^2.$$

20. Intégrer l'équation différentielle :

$$\frac{dy}{dx} + 2y = x^2 - x + 3.$$

21. Intégrer l'équation différentielle

$$xy' \ln x = (3 \ln x + 1)y.$$

22. Intégrer l'équation différentielle

$$y' \sin x - y \cos x + 1 = 0.$$

23. Intégrer l'équation :

$$\frac{dy}{dx} + \frac{6y}{2+x} = \frac{1}{(2+x)^2}.$$

24. Intégrer l'équation différentielle

$$x\frac{dy}{dx} - y = \frac{1}{x}.$$

Quelle est la solution vérifiant $y = 2$ pour $x = \frac{1}{2}$.

25. Intégrer l'équation différentielle :

$$xy' + 2y = 5x^3.$$

26. Intégrer l'équation différentielle :

$$xy' + y(1 + x) = e^x.$$

27. Étude d'une culture de microbes.
Dans une culture de microbes, on suppose que la vitesse de prolifération des microbes est proportionnelle à leur quantité actuelle.

1) Établir l'équation donnant le nombre de microbes après un temps t.
2) Sachant qu'au bout de deux heures le nombre de microbes a quadruplé, combien y en aura-t-il au bout de trois heures?
3) Quel en était le nombre au départ sachant qu'il y en a 6 400 au bout de cinq heures?

28. Décharge d'un condensateur dans une résistance.

Un condensateur C, initialement chargé sous une tension V_0, se décharge à travers une résistance R. Représenter l'intensité i qui traverse la résistance en fonction du temps.

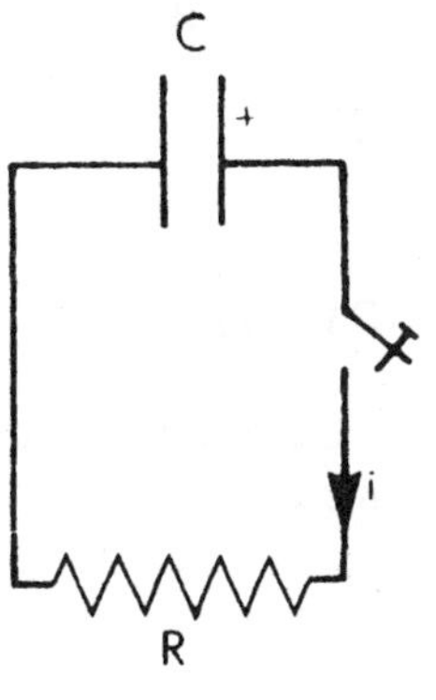

29. Charge d'un condensateur à travers une résistance.

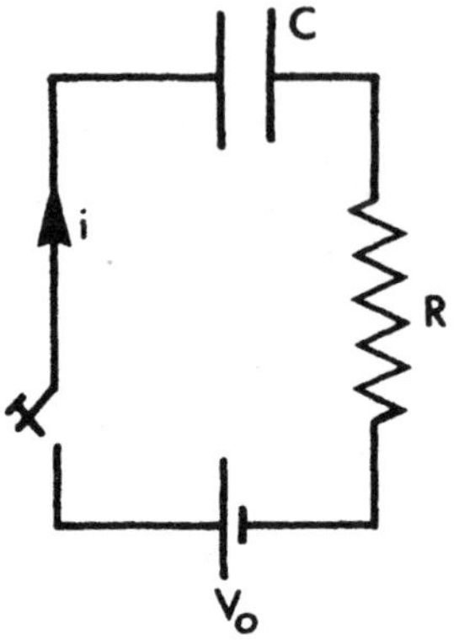

Étudier en fonction du temps la charge q d'un condensateur C, dont on relie les deux bornes, à l'instant $t = 0$ à une différence de potentiel V_0, à travers une résistance R et un interrupteur.

30. Variation de la pression atmosphérique avec l'altitude.
p_0 étant la pression atmosphérique au niveau de la mer, c'est-à-dire à l'altitude 0, trouver l'expression de la pression p à l'altitude Z, sachant que la diminution de pression entre deux points distants de dZ est mesurée par le poids d'une colonne d'air de 1 cm^2 de section et de hauteur dZ.

31. Intégrer l'équation différentielle

$$\frac{dy}{dx} = \frac{2y - x}{x}.$$

32. Intégrer l'équation différentielle

$$\frac{dy}{dx} = \frac{x^2 + y^2}{xy}.$$

33. Intégrer l'équation différentielle

$$2x^2 y' = x^2 + y^2.$$

34. Résoudre l'équation $y'' - 2y' + 5y = e^{2x}(x - 1)$.

35. Utiliser la méthode de la variation des constantes pour intégrer l'équation différentielle

$$y'' + 3y' + 2y = \frac{x-1}{x^2} e^{-x}.$$

SOLUTIONS

1. Cette équation est à variables séparées : on peut en effet la mettre sous la forme :

$$\frac{dy}{\cos^2 y} = 5\, e^{-2x}\, dx + \frac{dx}{(2x + 3)^3}.$$

Intégrons séparément chacun des membres :

$$\int \frac{dy}{\cos^2 y} = 5 \int e^{-2x}\, dx + \int \frac{dx}{(2x+3)^3}$$

soit
$$\operatorname{tg} y = -\frac{5}{2} e^{-2x} - \frac{1}{4} \frac{1}{(2x+3)^2} + C.$$

---

2. Séparons les variables

$$\frac{dy}{y} = \cos x \, dx.$$

Intégrons les deux membres de cette égalité :

$$\ln |y| = \sin x + K.$$

On peut toujours trouver un nombre C tel que $\ln C = K$ d'où $\ln \left| \frac{y}{C} \right| = \sin x$ et

$$y = C\, e^{\sin x}.$$

Remarque : dans les exercices qui suivent, la dernière étape, relative à la constante d'intégration sera omise ; on écrira directement $\ln \left| \frac{y}{C} \right| = \int \cos x \, dx = \sin x$.

---

3. On peut séparer les variables et écrire cette équation sous la forme :

$$\frac{dy}{y} = \frac{x\, dx}{x^2+3} = \frac{1}{2} \frac{d(x^2+3)}{x^2+3}$$

et en intégrant séparément chaque membre :

$$\ln \left| \frac{y}{C} \right| = \frac{1}{2} \ln (x^2+3)$$

soit
$$y = C\sqrt{x^2+3}.$$

---

4. Cette équation est à variables séparées :

$$\frac{dy}{y} = \frac{dx}{\operatorname{cotg} x} = \frac{\sin x \, dx}{\cos x}$$

$$\int \frac{dy}{y} = \int \frac{\sin x}{\cos x} dx$$

ou

$$\ln\left|\frac{y}{C}\right| = -\ln|\cos x|$$

et

$$y = \frac{C}{\cos x}.$$

---

5. Les variables se séparent et on est conduit à :

$$\frac{dy}{y} = \frac{x\,dx}{1+x^2}$$

soit en intégrant

$$\ln\left|\frac{y}{C}\right| = \frac{1}{2}\ln(1+x^2)$$

et

$$y = C\sqrt{1+x^2}.$$

---

6. Cette équation est à variables séparées, en effet, on peut écrire

$$\frac{dy}{dx} = e^x \cdot e^y$$

ou

$$e^{-y}\,dy = e^x\,dx$$

et en intégrant

$$\int e^{-y}\,dy = \int e^x\,dx$$

soit

$$-e^{-y} = e^x - C \ (C > 0).$$

Prenons les logarithmes népériens de ces quantités

$$\ln e^{-y} = \ln(C - e^x)$$

soit

$$-y = \ln(C - e^x)$$

ou

$$y = \ln\frac{1}{C - e^x}.$$

---

7. Séparons les variables :

$$\frac{dx}{\mathrm{tg}\,2x} = \frac{\mathrm{cotg}\,\frac{y}{3}\,dy}{3}.$$

Intégrons séparément les deux membres de cette égalité :

$$\int \frac{\cos 2x}{\sin 2x}\,dx = \int \frac{\cos \frac{y}{3}}{3 \sin \frac{y}{3}}\,dy$$

soit $$\frac{1}{2} \ln |\sin 2x| = \ln \left| \frac{\sin \frac{y}{3}}{C} \right|$$

ou $$\sin \frac{y}{3} = C \sqrt{\sin 2x}.$$

La condition $x = \frac{\pi}{4}$, $y = \frac{\pi}{2}$ conduit à la valeur $C = \sin \frac{\pi}{6} = \frac{1}{2}$.

La solution qui lui correspond est $2 \sin \frac{y}{3} = \sqrt{\sin 2x}$.

---

8. Cette équation est à variables séparées et s'écrit :

$$dx = (1 - y)\,dy.$$

En intégrant les deux membres de cette égalité, nous obtenons :

$$x + C = y - \frac{y^2}{2}.$$

---

9. Montrons que cette équation est à variables séparées :

$$y' = -9(y^2 + 4)$$

$$\frac{dy}{4 + y^2} = -9\,dx$$

ou $$\frac{1}{2} \frac{d\left(\frac{y}{2}\right)}{1 + \left(\frac{y}{2}\right)^2} = -9\,dx.$$

Intégrons les deux membres de cette égalité :

$$\frac{1}{2} \operatorname{Arc\,tg} \frac{y}{2} = -9x + C_1 \quad \text{où } C_1 \text{ est une constante}$$

$$\operatorname{Arc\,tg} \frac{y}{2} = -18x + C \quad \text{où} \quad C = 2C_1$$

ou $$y = 2 \operatorname{tg} (C - 18x).$$

---

10. Cette équation est à variables séparées et s'écrit :

$$x^2 \,\mathrm{d}x + (y+1)^2 \,\mathrm{d}y = 0$$

soit en intégrant :

$$\frac{x^3}{3} + \frac{(y+1)^3}{3} = C_1 \quad \text{où} \quad C_1 = \text{constante}$$

soit
$$x^3 + (y+1)^3 = C.$$

---

11. Séparons les variables dans l'équation :

$$\frac{\mathrm{d}y}{y} = \frac{x^2\,\mathrm{d}x}{1+x^3}$$

Intégrons : $\ln\left|\frac{y}{C}\right| = \frac{1}{3}\ln|1+x^3|$ où C est une constante, soit

$$y = C\sqrt[3]{1+x^3} \quad \text{ou encore} \quad y^3 = K(1+x^3).$$

Pour déterminer K écrivons que

$$2^3 = K(1+1) \quad \text{soit} \quad K = 4$$

et la solution cherchée est $y^3 = 4\cdot(1+x^3)$.

---

12. Prenons la racine carrée des deux membres et séparons les variables

$$\sqrt{y} = \pm\, xy'$$

$$\frac{\mathrm{d}y}{\sqrt{y}} = \pm\frac{dx}{x}.$$

Intégrons :
$$2\sqrt{y} = \pm \ln\left|\frac{x}{C}\right|$$

soit en élévant au carré

$$y = \frac{1}{4}\left[\ln\left|\frac{x}{C}\right|\right]^2.$$

---

13. Séparons les variables après avoir isolé y' :

$$y'^2 = 1 - y^2$$

$$\frac{\mathrm{d}y}{\mathrm{d}x} = \pm\sqrt{1-y^2}$$

$$\frac{dy}{\sqrt{1-y^2}} = \pm\, dx.$$

Intégrons les deux membres

$$\int \frac{dy}{\sqrt{1-y^2}} = \text{Arc sin } y = \pm\, x + C$$

qu'on peut encore écrire :

$$y = \sin\,(C \pm x)$$

où C est une constante d'intégration.

---

14. Cette équation est à variables séparées et se met sous la forme

$$2y\, dy = -\frac{dx}{x}$$

soit en intégrant :

$$y^2 = -\ln\left|\frac{x}{C}\right|$$

$$= \ln\left|\frac{C}{x}\right|$$

ou encore :

$$x = C\, e^{-y^2}.$$

---

15. Cette équation peut encore s'écrire :

$$y' = e^y,$$

soit en séparant les variables :

$$\frac{dy}{e^y} = dx$$

ou $$e^{-y}\, dy = dx$$

en intégrant $$\int e^{-y}\, dy = \int dx.$$

Nous obtenons :

$$-e^{-y} + C' = x \quad \text{où } C' \text{ est une constante.}$$

On peut exprimer y en fonction de x :

$$e^{-y} = C - x.$$

Prenons les logarithmes népériens des deux membres :

$$\ln e^{-y} = -y = \ln |C - x|$$

soit

$$y = \ln \left| \frac{1}{C - x} \right| .$$

---

16. Cette équation est à variables séparées et peut s'écrire :

$$\frac{dy}{y} = -2\, e^{-x}\, dx$$

soit en intégrant :

$$\int \frac{dy}{y} = -2 \int e^{-x}\, dx$$

soit $$\ln |y| = 2\, e^{-x} + C \quad (C : \text{constante}).$$

Explicitons la valeur de y :

$$e^{\ln y} = e^{(2\, e^{-x} + C)}$$

soit $$y = e^{2\, e^{-x}} \cdot e^{C}.$$

Posons $$e^{C} = K$$

$$y = K\, e^{2\, e^{-x}}.$$

---

17. L'équation proposée peut s'écrire :

$$\frac{dy}{dx} = \frac{2 - y}{x}$$

et les variables se séparent pour conduire à :

$$\frac{dy}{2 - y} = \frac{dx}{x}$$

Intégrons :

$$\int \frac{dy}{2 - y} = \int \frac{dx}{x}$$

soit $$-\ln \left| \frac{2 - y}{C} \right| = \ln |x|$$

d'où $$\frac{C}{2 - y} = x$$

et en explicitant y :

$$y = 2 - \frac{C}{x}.$$

---

18. La pente de la tangente est y' : donc

$$y' = -\frac{x}{y}$$

équation qu'on peut encore écrire

$$y\,dy = -x\,dx$$

et en intégrant :

$$\frac{y^2}{2} = -\frac{x^2}{2} + C \quad (C : \text{constante} > 0)$$

soit
$$y^2 + x^2 = 2C.$$

Les courbes ainsi caractérisées sont les cercles centrés à l'origine et de rayon $\sqrt{2C}$.

---

19. Cette équation différentielle est linéaire et du 1er ordre. L'équation sans second membre qui lui correspond est $xy' - 2y = 0$, équation à variables séparées qui s'écrit

$$\frac{dy}{y} = \frac{2\,dx}{x}$$

et en intégrant les deux membres

$$\ln\left|\frac{y}{C}\right| = 2\ln|x| \quad \text{où C est constante}$$

soit
$$y = Cx^2.$$

La méthode de variation de la constante conduit à :

$$y' = 2Cx + C'x^2.$$

Pour déterminer C remplaçons y et y' par ces valeurs dans l'équation proposée :

$$x(2Cx + C'x^2) - 2Cx^2 = x^2$$

soit
$$\frac{dC}{dx} = \frac{1}{x}$$

ou
$$C = \int \frac{dx}{x} = \ln|x| + K$$

où K est une constante.

La solution générale est donc :

$$y = x^2 \ln|x| + Kx^2.$$

---

20. L'équation sans second membre $\frac{dy}{dx} + 2y = 0$ s'écrit :

$$\frac{dy}{y} = -2\,dx.$$

Intégrons séparément les deux membres

$$\ln\left|\frac{y}{C}\right| = -2x$$

où $$y = C\,e^{-2x}.$$

La forme simple de l'équation proposée nous suggère de chercher une solution particulière de la forme $y = ax^2 + bx + c$ d'où $y' = 2ax + b$.

Pour identifier les coefficients a, b, et c remplaçons y et y' par leur valeur dans l'équation complète

$$2ax + b + 2ax^2 + 2bx + 2c = x^2 - x + 3.$$

On en conclut que

$$a = \frac{1}{2}$$

$$2a + 2b = -1 \quad \text{soit} \quad b = -1$$

$$2c + b = 3 \quad \text{soit} \quad c = 2.$$

La solution particulière cherchée est donc $\frac{x^2}{2} - x + 2$ et la solution générale de l'équation proposée est :

$$y = C\,e^{-2x} + \frac{x^2}{2} - x + 2.$$

---

21. Cette équation est à variables séparées et peut encore s'écrire :

$$\frac{dy}{y} = \frac{(3\ln x + 1)\,dx}{x \ln x}$$

$$= \frac{3\,dx}{x} + \frac{dx}{x \ln x}.$$

La solution de cette équation s'obtient en intégrant séparément les deux membres de l'égalité ci-dessus :

$$\int \frac{dy}{y} = 3\int \frac{dx}{x} + \int \frac{dx}{x \ln x}$$

$$\int \frac{dx}{x \ln x} = \int \frac{d(\ln x)}{\ln x} = \ln |\ln x|$$

d'où $$\ln \left| \frac{y}{K} \right| = 3 \ln x + \ln |\ln x| = \ln |x^3 \ln x|$$

et $$y = Kx^3 \cdot \ln x .$$

---

22. L'équation sans second membre s'écrit :

$$y' \sin x - y \cos x = 0$$

soit $$\frac{dy}{y} = \frac{\cos x \, dx}{\sin x}$$

en intégrant les deux membres de cette égalité nous obtenons :

$$\ln \left| \frac{y}{C} \right| = \int \frac{\cos x \, dx}{\sin x} = \ln |\sin x|$$

soit $$y = C \sin x.$$

La méthode de variation de la constante nous conduit à :

$$y' = C \cos x + C' \sin x.$$

Remplaçons y' et y par les valeurs ci-dessus dans l'équation proposée, nous obtenons :

$$(C \cos x + C' \sin x) \sin x - C \cos x \cdot \sin x = -1$$

soit $$dC = -\frac{dx}{\sin^2 x}$$

et $$C = \text{cotg}\, x + K.$$

D'où $$\begin{aligned} y &= \text{cotg}\, x \sin x + K \sin x \\ &= \cos x + K \sin x. \end{aligned}$$

Remarque :

$\cos x$ est une solution évidente de l'équation complète : la solution générale cherchée s'obtient en ajoutant à $\cos x$, la solution générale de l'équation sans second membre qui est $K \sin x$.

---

23. L'équation sans second membre $\frac{dy}{dx} + \frac{6y}{2+x} = 0$ peut s'écrire

$$\frac{dy}{y} = -\frac{6\, dx}{2 + x}$$

soit en intégrant

$$\ln \left| \frac{y}{C} \right| = -6 \ln |2 + x|$$

ou en explicitant y : $$y = \frac{C}{(2+x)^6}.$$

La forme simple de l'équation complète révèle l'existence d'une solution particulière du type $y = \frac{K}{2+x}$ où K est une constante à déterminer : $y' = -\frac{K}{(2+x)^2}$ d'où :

$$\frac{-K}{(2+x)^2} + \frac{6K}{(2+x)^2} = \frac{1}{(2+x)^2}; \quad \text{on en tire} \quad K = \frac{1}{5}.$$

La solution générale est donc

$$y = \frac{1}{5(2+x)} + \frac{C}{(2+x)^6}.$$

---

24. L'équation sans second membre $\frac{x\,dy}{dx} - y = 0$ peut s'écrire :

$$\frac{dy}{y} = \frac{dx}{x}$$

soit, en intégrant

$$\ln\left|\frac{y}{C}\right| = \ln|x|$$

ou $$y = Cx.$$

La méthode de variation de la constante conduit à

$$y' = C + C'x.$$

Portons ces valeurs de y et y' dans l'équation complète

$$Cx + C'x^2 - Cx = \frac{1}{x}$$

soit, après simplification

$$dC = \frac{dx}{x^3}.$$

Intégrons pour avoir C :

$$C = -\frac{1}{2x^2} + K.$$

La solution générale est donc

$$y = Kx - \frac{1}{2x}.$$

Si $x = \frac{1}{2}$ et $y = 2$, $K = 6$ et $y = 6x - \frac{1}{2x}$.

---

25. Cherchons la solution générale de l'équation sans second membre $xy' + 2y = 0$.

Une telle équation est à variables séparées et s'écrit :

$$\frac{dy}{y} = -\frac{2\,dx}{x}$$

en intégrant

$$\int \frac{dy}{y} = -2\int \frac{dx}{x}$$

soit

$$\ln\left|\frac{y}{C}\right| = -2\ln|x| = \ln\frac{1}{x^2}$$

d'où

$$y = \frac{C}{x^2}.$$

$y = x^3$ est d'autre part une solution particulière évidente de l'équation complète; la solution générale de $xy' + 2y = 5x^2$ est donc :

$$y = x^3 + \frac{C}{x^2}.$$

---

26. L'équation sans second membre s'écrit

$$\frac{dy}{dx} + y\,\frac{1+x}{x} = 0.$$

Séparons les variables

$$\frac{dy}{y} = -\frac{1+x}{x}\,dx = -\frac{dx}{x} - dx.$$

Intégrons séparément chaque membre :

$$\ln\left|\frac{y}{C}\right| = -\ln|x| - x$$

$$\ln\left|\frac{y}{C}\cdot x\right| = -x$$

soit
$$\frac{yx}{C} = e^{-x}$$

ou
$$y = \frac{C\,e^{-x}}{x}.$$

La méthode de variation de la constante nous donne ici

$$y' = \frac{C'\,e^{-x}}{x} + C\frac{-x\,e^{-x} - e^{-x}}{x^2}$$

Remplaçons y et y' par leur valeur dans l'équation complète :

$$C'\,e^{-x} - C\,e^{-x} - \frac{C\,e^{-x}}{x} + \frac{C\,e^{-x}}{x}(1 + x) = e^x$$

en simplifiant, il reste : $C'\,e^{-x} = e^x$, soit

$$dC = e^{2x}\,dx$$

et
$$C = \frac{1}{2}\,e^{2x} + K.$$

La solution générale est donc :

$$y = \left(\frac{1}{2}\,e^{2x} + K\right)\frac{e^{-x}}{x}$$

soit
$$y = \frac{1}{2}\frac{e^x}{x} + \frac{K\,e^{-x}}{x}.$$

---

27. 1) Soit x le nombre de microbes présents à l'instant t, et dx l'augmentation au bout du temps dt. L'hypothèse de l'énoncé se traduit par :

$$\frac{dx}{dt} = Kx \qquad (1)$$

où K est un coefficient de proportionnalité.

L'expression (1) peut s'écrire :

$$\frac{dx}{x} = K\,dt$$

soit, après intégration

$$\ln\left|\frac{x}{C}\right| = Kt \quad \text{ou encore} \quad x = C\,e^{Kt}$$

x_0 désignant le nombre de microbes au temps $t = 0$

$$x_0 = C\,e^0 = C.$$

L'expression de x est donc :

$$x = x_0 \cdot e^{Kt}.$$

2) Au bout du temps $t = 2$, $x = 4x_0$ d'où

$$4x_0 = x_0\, e^{2K}$$

soit $$e^{2K} = (e^K)^2 = 4$$

et $$e^K = 2.$$

Par conséquent au bout de trois heures le nombre de microbes sera donné par

$$x = x_0\, e^{3K} = x_0(e^K)^3 = x_0 \cdot (2^3)$$
$$= 8x_0.$$

3) Au bout de cinq heures le nombre de microbes étant

$$x = x_0 2^5 = 6\,400$$

on voit que $$x_0 = \frac{6\,400}{2^5} = 200.$$

Remarque : La considération de ces nombres montre la rapidité de croissance de la fonction exponentielle.

---

28. Si v est la différence de potentiel aux bornes de la résistance, nous aurons :

$$i = \frac{v}{R}$$

soit dq la charge perdue par C pendant le temps dt, l'intensité i est donnée par

$$i = -\frac{dq}{dt}$$

si nous considérons que v est constant pendant le temps dt, nous aurons

$$i = \frac{v}{R} = \frac{q}{CR} = -\frac{dq}{dt}.$$

De l'égalité $\frac{dq}{dt} = -\frac{q}{RC}$, nous tirons :

$$\frac{dq}{q} = -\frac{dt}{RC}.$$

En intégrant les deux membres, nous obtenons :

$$\int \frac{dq}{q} = -\frac{1}{RC}\int dt$$

ce qui nous donne :

$$\ln\left|\frac{q}{K}\right| = -\frac{t}{RC}$$

$$\frac{q}{K} = e^{-\frac{t}{RC}}$$

$$q = K\, e^{-\frac{t}{RC}}$$

au temps $t = 0$, $q = Q_0 = CV_0$.

On aura donc :

$$Q_0 = K\, e^0 = K$$

d'où
$$q = CV_0\, e^{-\frac{t}{RC}}.$$

Dérivons par rapport au temps pour avoir i :

$$i = -\frac{dq}{dt} = +\frac{CV_0}{RC}\, e^{-\frac{t}{RC}}$$

$$= \frac{V_0}{R}\, e^{-\frac{t}{RC}}$$

$\frac{V_0}{R}$ n'est autre que I_0, intensité au temps $t = 0$ d'où

$$i = I_0\, e^{-\frac{t}{RC}}$$

i est donc représenté par une exponentielle décroissante.

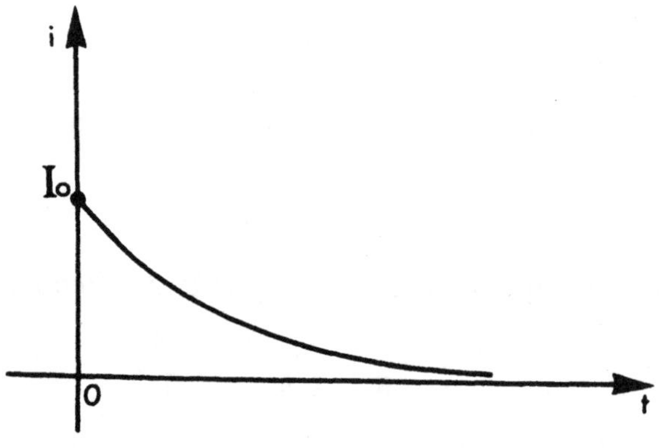

---

29. Le courant i qui traverse la résistance est lié à la charge par la relation :

$$i = \frac{dq}{dt}.$$

Aux bornes de la capacité C, nous trouvons une différence de potentiel

$$v = V_0 - Ri$$

$$= V_0 - R\,\frac{dq}{dt}.$$

Cette différence de potentiel est d'autre part égale à $\frac{q}{C}$.

D'où $$\frac{q}{C} = V_0 - R\frac{dq}{dt}.$$

Pour déterminer q, nous disposons d'une équation différentielle linéaire du 1er ordre :

$$\frac{dq}{dt} + \frac{q}{RC} = \frac{V_0}{R}. \qquad (1)$$

Intégrons cette équation : la solution générale de l'équation sans second membre $\frac{dq}{dt} + \frac{q}{RC} = 0$ est donnée par $\int \frac{dq}{q} = -\int \frac{dt}{RC}$ soit

$$\ln\left|\frac{q}{K}\right| = -\frac{t}{RC},$$

K étant une constante, ou encore $q = K\,e^{-\frac{t}{RC}}$.

On remarque d'autre part que $q = CV_0$ est une solution particulière de l'équation complète (1).

La solution générale de l'équation (1) est donc :

$$q = K\,e^{-\frac{t}{RC}} + CV_0.$$

Au temps $t = 0$, $q = 0$, d'où

$$0 = K + CV_0 \quad \text{ou} \quad K = -CV_0$$

et $$q = CV_0(1 - e^{-\frac{t}{RC}})$$
$$= q_0(1 - e^{-\frac{t}{RC}}).$$

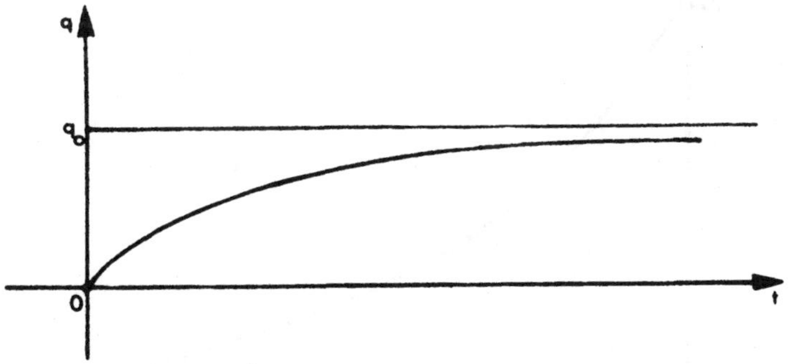

---

30. Désignons par δ la masse spécifique de l'air atmosphérique.

Exprimons l'hypothèse de l'énoncé par :

$$dp = -\delta g\,dZ.$$

D'après la loi de Mariotte δ s'exprime en fonction de δ_0 (masse spécifique de l'air au sol) par :

$$\frac{\delta}{p} = \frac{\delta_0}{p_0}$$

d'où nous tirons

$$\delta = p\,\frac{\delta_0}{p_0}$$

et l'expression de dp devient :

$$\mathrm{d}p = -\,p\,\frac{\delta_0\, g}{p_0}\,\mathrm{d}Z.$$

Nous supposerons g constant et nous poserons $\dfrac{\delta_0\, g}{p_0} = k$.

Nous obtenons ainsi

$$\frac{\mathrm{d}p}{p} = -\,k\,\mathrm{d}Z$$

et en intégrant :

$$\ln\left|\frac{p}{C}\right| = -\,kZ$$

d'où l'expression de p

$$p = C\,\mathrm{e}^{-kz}.$$

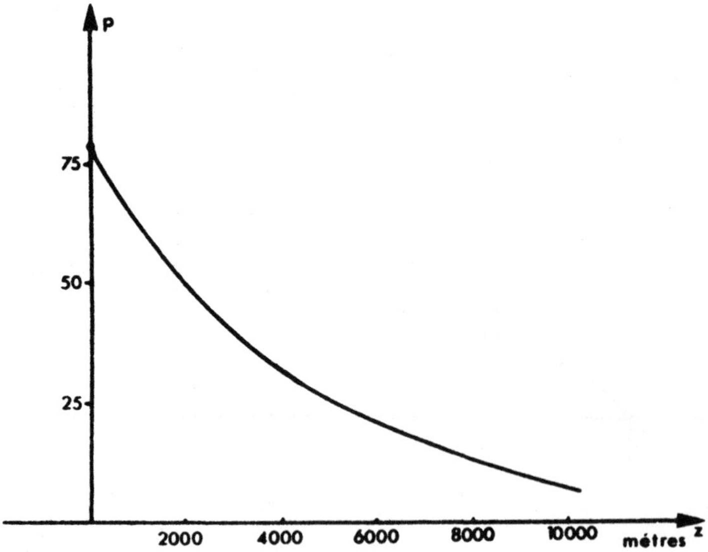

Déterminons la constante d'intégration C en exprimant que pour $Z = 0$, $p = p_0$:

$$p_0 = C\,\mathrm{e}^0 = C$$

d'où $$p = p_0 \, e^{-kZ}.$$

La pression atmosphérique varie en fonction de l'altitude Z selon une loi exponentielle décroissante.

---

31. Cette équation est homogène.

En posant

$$\frac{y}{x} = u \quad \text{ou} \quad y = ux$$

nous obtenons :

$$dy = u \, dx + x \, du$$

et :

$$x \frac{du}{dx} + u = 2u - 1$$

soit :

$$x \frac{du}{dx} = u - 1$$

Séparons les variables :

$$\frac{du}{u-1} = \frac{dx}{x}$$

$$\ln |u - 1| = \ln \left| \frac{x}{C} \right|$$

ou

$$\frac{y}{x} - 1 = \frac{x}{C}$$

soit :

$$y = \frac{x^2}{C} + x$$

où C est une constante arbitraire.

L'ensemble des courbes intégrales est une famille de paraboles passant par l'origine et y admettant la 1re bissectrice pour tangente.

---

32. Si nous posons $\frac{y}{x} = u$, soit $y = ux$, nous obtenons :

$$\frac{dy}{dx} = u + x\frac{du}{dx} = \frac{x^2 + y^2}{xy} = \frac{1 + \frac{y^2}{x^2}}{\frac{y}{x}} = \frac{1 + u^2}{u}$$

soit :

$$x\frac{du}{dx}=\frac{1+u^2}{u}-u=\frac{1+u^2-u^2}{u}$$

ou :

$$x\frac{du}{dx}=\frac{1}{u}$$

On peut séparer les variables :

$$u\,du=\frac{dx}{x}$$

Intégrons séparément les deux membres, nous obtenons :

$$\frac{u^2}{2}=\ln\left|\frac{x}{C}\right|$$

ou :

$$y^2=2x^2\ln\left|\frac{x}{C}\right|$$

C étant une constante arbitraire.

---

33. Cette équation est homogène. Pour $\frac{y}{x}=t$, nous obtenons :

$$t+x\frac{dt}{dx}=\frac{1}{2}(1+t^2)$$

soit

$$\frac{dx}{x}=\frac{2\,dt}{(1-t)^2}$$

Après intégration nous obtenons

$$\ln\left|\frac{x}{C}\right|=\frac{2}{1-t}=\frac{2x}{x-y}$$

d'où on tire :

$$y=\frac{x\left(\ln\left|\frac{x}{C}\right|-2\right)}{\ln\left|\frac{x}{C}\right|}$$

---

34. L'équation sans second membre a pour équation caractéristique

$$r^2 - 2\,r + 5 = 0$$

dont le discriminant réduit vaut -4 et les racines $1 \pm i\,.\,2$.

Les solutions de cette équation différentielle à coefficients constants et sans second membre sont donc :

$$y = e^x\,(C_1 \cos 2x + C_2 \sin 2x)$$

La solution générale s'obtient en ajoutant à la solution précédente une quelconque solution de l'équation complète.

La linéarité suggère d'essayer une solution particulière du type $y = e^{2x}\,(ax + b)$

d'où
$$y' = e^{2x}\,[2\,(ax + b) + a] = e^{2x}\,[2ax + 2b + a]$$
$$y'' = e^{2x}\,[(2ax + 2b + a)\,2 + 2a]$$
$$= e^{2x}\,[4ax + 4b + 4a]$$

D'où en portant ces différentes valeurs dans l'équation complète :

$$4ax + 4b + 4a - 4ax - 4b - 2a + 5ax + 5b = x - 1$$

soit
$$5ax + 2a + 5b = x - 1$$

On en tire :
$$a = \frac{1}{5} \quad \text{et} \quad b = -\frac{7}{25}$$

D'où la solution générale complète de l'équation

$$y = e^x\,(C_1 \cos 2x + C_2 \sin 2x) + \frac{e^{2x}}{5}\left(x - \frac{7}{5}\right)$$

---

35. L'équation caractéristique est $r^2 + 3\,r + 2 = 0$ qui admet $r_1 = -1$ et $r_2 = -2$ pour solution ; la solution générale (sans second membre) est donc :

$$y = A\,e^{-2x} + B\,e^{-x}$$

Utilisons la méthode de variation des deux constantes

$$y = A\,(x)\,e^{-2x} + B\,(x)\,e^{-x}$$
$$y' = A'\,(x)\,e^{-2x} - 2\,A\,e^{-2x} + B'\,e^{-x} - B\,e^{-x}.$$

Si nous imposons la condition supplémentaire

$$A'\,e^{-2x} + B'\,e^{-x} = 0 \quad \text{soit} \quad A'\,e^{-x} + B' = 0 \qquad (1)$$

il vient

$$y' = -2\,A\,e^{-2x} - B\,e^{-x}$$
$$y'' = -2\,A'\,e^{-2x} + 4\,A\,e^{-2x} + B\,e^{-x} - B'\,e^{-x}$$

et

$$y'' + 3\,y' + 2\,y = -2\,A'\,e^{-2x} - B'\,e^{-x} = \frac{x-1}{x^2}\,e^{-x} \qquad (2)$$

(1) et (2) permettent de déterminer A′ et B′

$$A' = \frac{1-x}{x^2}\,e^{x}$$

$$B' = \frac{x-1}{x^2}$$

$$A = \int \frac{1-x}{x^2}\,e^{x}\,dx = -\frac{e^{x}}{x} + C_1$$

$$B = \int \frac{x-1}{x^2}\,dx = \ln|x| + \frac{1}{x} + C_2$$

et donc la solution générale est

$$y = e^{-2x}\left(-\frac{e^{x}}{x} + C_1\right) + \left(\ln|x| + \frac{1}{x} + C_2\right)e^{-x}$$

$$y = e^{-x}\ln|x| + C_1\,e^{-2x} + C_2\,e^{-x}.$$

EXERCICES PROPOSÉS

36. Quelle est la solution particulière de l'équation $y' = \dfrac{1+y^2}{1+x^2}$ qui vérifie les conditions

$$x = 1, \quad y = 3 \quad R : y = \frac{2x+1}{2-x}.$$

37. Intégrer l'équation

$$y' + \frac{y}{2x} = \frac{1}{x^2} \quad R : y = \frac{K}{\sqrt{x}} - \frac{2}{x}.$$

38. Intégrer l'équation

$$(1+x)\,y' + \frac{y}{x} = \frac{1}{x} \qquad R : y = \frac{\ln|1+x|}{x} + \frac{K}{x}.$$

39. Intégrer l'équation

$$y'\sin^2 x - y\,\mathrm{tg}\,x = \mathrm{tg}\,x \quad R : \ y = -1 + K\,\mathrm{tg}\,x.$$

40. Intégrer l'équation

$$xy' - 2y + 3 = x^2 \quad R : y = x^2\ln|x| + \frac{3}{2} + Kx^2.$$

41. Intégrer l'équation

$$y' - y + 1 + x = 0 \quad \text{R} : y = \text{K e}^x + x + 2.$$

42. Intégrer l'équation

$$x^2y' + xy = 1 + 2x^2 \quad \text{R} : y = \frac{1}{x} \ln|x| + x + \frac{\text{K}}{x}.$$

43. Intégrer l'équation

$$y' - 4y = 2x \quad \text{R} : y = \text{K e}^{4x} - \frac{1}{2}\left(x + \frac{1}{4}\right).$$

44. Quelles sont les courbes telles que la pente en chaque point soit proportionnelle à l'abscisse de ce point

$$(y' = ax) \quad \text{R} : y = ax^2 + \text{C}.$$

45. Intégrer l'équation

$$y' + y\left(1 + \frac{2}{x}\right) + \frac{1}{x^2} = 0 \quad \text{R} : y = \frac{\text{C e}^{-x} - 1}{x^2}.$$

46. On considère l'équation différentielle :

$$xy' + (x - 1)y = f(x).$$

Trouver la solution générale de l'équation sans second membre

$$\text{R} : y = \text{C}x\,\text{e}^{-x}.$$

Résoudre l'équation complète lorsque

1) $f(x) = x^4 + x^3 + x^2$
2) $f(x) = x^2 \cos x$
3) $f(x) = \dfrac{\text{e}^{-x}}{x + 1}$.

R : 1) $y = x(x^2 - x + 2) + \text{K}x\,\text{e}^{-x}$

2) $y = \dfrac{x}{2}(\cos x + \sin x) + \text{K}x\,\text{e}^{-x}$

3) $y = x\,\text{e}^{-x} \ln\left|\dfrac{x+1}{x}\right| - \text{e}^{-x} + \text{K}x\,\text{e}^{-x}$.

47. Une source de tension V est appliquée aux bornes d'un circuit constitué d'une inductance L, d'une résistance R, et d'un interrupteur K.
Exprimer i en fonction du temps dans les cas suivants :

1) V est introduit dans le circuit.

2) Après un temps assez long V est éliminé du circuit

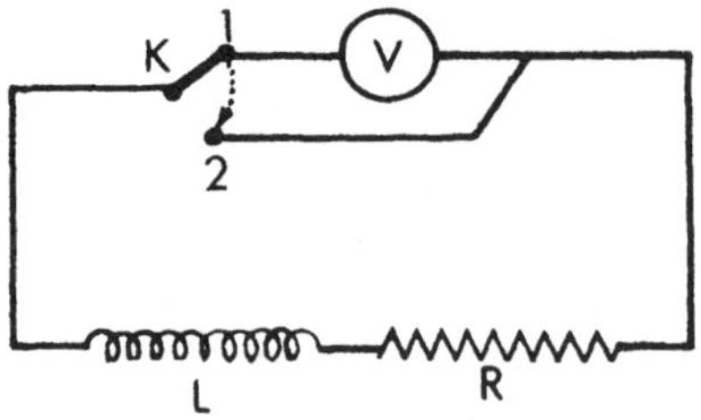

R : 1) $i = \frac{V}{R}(1 - e^{-\frac{R}{L}t})$

2) $i = i_0\, e^{-\frac{R}{L}t}$ avec $i_0 = \frac{V}{R}$.

48. Intégrer l'équation différentielle :

$$y'' + 3y' - 4y = 0.$$

L'équation caractéristique est $r^2 + 3r - 4 = 0$.
Ses racines sont $r_1 = 1$ et $r_2 = -4$.
La solution cherchée est donc :

$$y = C_1\, e^x + C_2\, e^{-4x}.$$

49. Intégrer l'équation différentielle :

$$4y'' + 4y' + y = 0.$$

L'équation caractéristique est :

$$4r^2 + 4r + 1 = 0$$

elle admet pour racine double $r = -\frac{1}{2}$.

La solution cherchée est donc :

$$y = e^{-\frac{x}{2}}(C_1 x + C_2).$$

50. Intégrer l'équation différentielle

$$y'' + 4y = 0.$$

L'équation caractéristique est :

$$r^2 + 4 = 0$$

elle n'a pas de racines réelles : sa solution générale est donc :

$$y = C_1 \sin 2x + C_2 \cos 2x.$$

51. **Décharge d'un condensateur électrique, dans une bobine d'inductance L et de résistance négligeable.**

Un condensateur de capacité C, initialement chargé sous la tension V_0, est déchargé à travers une bobine d'inductance L. Quelle est en fonction du temps l'intensité du courant i dans le circuit?

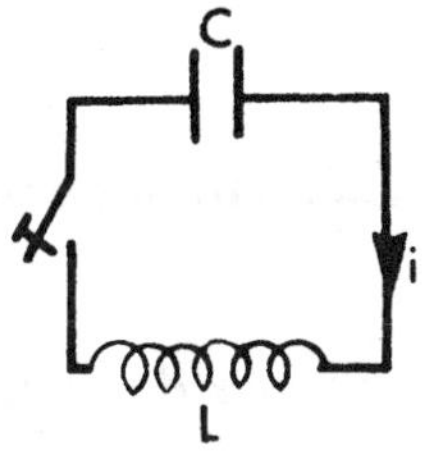

Pendant le temps dt, le condensateur perd la charge $dq = -i\,dt$ (car q diminue) v étant la différence de potentiel aux bornes de C nous avons :

$$v = \frac{q}{C} = \frac{L\,di}{dt} = -\frac{L\,d^2q}{dt^2}.$$

Nous obtenons ainsi l'équation différentielle

$$\frac{d^2q}{dt^2} + \frac{q}{CL} = 0$$

équation du second ordre à coefficients constants. Son équation caractéristique :

$$r^2 + \frac{1}{LC} = 0$$

n'a pas de racines et la forme de q sera

$$q = C_1 \cos\left(\frac{1}{\sqrt{LC}}\,t\right) + C_2 \sin\left(\frac{1}{\sqrt{LC}}\,t\right).$$

Posons $\omega_0 = \dfrac{1}{\sqrt{LC}}$ alors

$$q = C_1 \cos \omega_0 t + C_2 \sin \omega_0 t$$

et
$$i = -\frac{dq}{dt}$$
$$= C_1\omega_0 \sin \omega_0 t - C_2\omega_0 \cos \omega_0 t.$$

Exprimons que pour $t = 0$

$$q = CV_0 = q_0$$

et
$$i = 0.$$

On en conclut :

$$C_1 = q_0$$

et
$$C_2 = 0$$
$$i = C_1\omega_0 \sin \omega t$$
$$= q_0\omega_0 \sin \omega t.$$

52. Intégrer l'équation :

$$2y'' + 2y' + 3y = 0.$$

L'équation caractéristique est

$$2r^2 + 2r + 3 = 0$$

elle n'a pas de racines réelles.

La solution générale est donc

$$y = e^{-\frac{x}{2}}\left(C_1 \cos \frac{\sqrt{5}}{2} x + C_2 \sin \frac{\sqrt{5}}{2} x\right).$$

53. $y'' + 3y' + 2y = 0$ R : $y = C_1 e^{-x} + C_2 e^{-2x}$

54. $y'' - 4y' + 3y = 0$ $y = C_1 e^x + C_2 e^{3x}$

55. $y'' - 2y' + y = 0$ $y = e^x(C_1 x + C_2)$

56. $y'' - y' + y = 0$ $y = e^{\frac{x}{2}}\left(C_1 \cos \frac{\sqrt{3}}{2} x + C_2 \sin \frac{\sqrt{3}}{2} x\right)$

57. $y'' + 2y = 0$ $y = C_1 \cos x\sqrt{2} + C_2 \sin x\sqrt{2}$

58. $y'' + 2y' + 2y = 0$ $y = e^{-x}(C_1 \cos x + C_2 \sin x)$

59. $(\cos^2 \alpha)y'' + (\sin 2\alpha)y' + y = 0$ $y = e^{-x \operatorname{tg} \alpha}(C_1 \cos x + C_2 \sin x)$

60. $y'' - 2y' + 5y = \cos x$ $y = e^x(C_1 \sin 2x + C_2 \cos 2x) + \frac{1}{5}\cos x - \frac{1}{10}\sin x$

61. $y'' - 2y' + y = x + 1$ $y = e^x(C_1 x + C_2) + x + 3$

62. $y'' - y' - 6y = 5\,e^{2x}$ $y = C_1 e^{3x} + C_2 e^{-2x} - \frac{5}{4} e^{2x}$

Résoudre les équations différentielles avec second membre ci-dessous :

63. $y'' + 2y' + 2y = 2x - \sin x$ R : $e^{-x}(C_1 \cos x + C_2 \sin x) + x - 1 + \frac{1}{5}(2\cos x - \sin x)$

64. $y'' + 2y' + 5y = 4(e^x - e^{-x})$ R : $y = e^{-x}(C_1 \cos 2x + C_2 \sin 2x - 1) + \frac{1}{2} e^x$

65. $y'' + 2y' + 3y = e^{-x} \cos x$ R : $y = e^{-x}(C_1 \cos x\sqrt{2} + C_2 \sin x\sqrt{2} + \cos x)$

66. $y'' - 4y' + 4y = e^{2x} \cos^2 x$ R : $y = e^{2x}\left(A + Bx + \frac{1}{4}x^2 - \frac{1}{8}\cos 2x\right)$

67. $y'' - 2y' + (1 + m^2)y = (1 + 4m^2) \cos mx$ (déterminer la solution telle que $y(0) = 1$ et $y'(0) = 0$) R : $y = \cos mx + 2m(e^x - 1) \sin mx$

68. $y'' + y = \ln|\cos x|$ R : $y = \ln|\cos x| + \sin x \ln\left|\operatorname{tg}\left(\frac{x}{2} + \frac{\pi}{4}\right)\right| - 1 + A\cos x + B\sin x$

69. $y'' - y = \dfrac{1}{(1 + e^{-x})^2}$ R : $y = C_1 e^x + C_2 e^{-x} - 1 + e^{-x}\ln(1 + e^x)$

Résoudre les équations :

70. $y'' - y' - 2y = e^x$ R : $C_1 e^{2x} + C_2 e^{-x} - \frac{1}{2}e^x$

71. $y'' - y' - 2y = e^{2x}$ R : $C_1 e^{2x} + C_2 e^{-x} + \frac{1}{3}x e^{2x}$

72. $y'' - 3y' + 2y = e^x(1 - 2x)$ R : $C_1 e^{2x} + e^x(x^2 + x + C_2)$

73. $y'' + y = e^x + e^{-x}$ R : $C_1 \sin x + C_2 \cos x + e^x + e^{-x}$

74. $y''' + y' + 10y = 0$ R : $C_1 e^{-2x} + e^x(C_2 \cos 2x + C_3 \sin 2x)$

75. $y^{(4)} + 2y'' + y = 0$ R : $(C_1 + C_2 x)\sin x + (C_3 + C_4 x)\cos x$

76. Ramener l'équation

$$y'' \cos x + y' \sin x = y \cos^3 x$$

à une équation à coefficients constants en posant $t = \sin x$.

L'intégrer.

R : On arrivera à

$$\frac{d^2y}{dt^2} - y(t) = 0$$

soit

$$y = C_1 e^{\sin x} + C_2 e^{-\sin x}$$

CHAPITRE 9

SÉRIES NUMÉRIQUES

DÉFINITION

Si U_n désigne le terme général d'une suite de nombres réels ou complexes, on désigne par l'appellation de « **série numérique** » de terme général U_n, la quantité $\sum_{n=1}^{\infty} U_n = U_1 + U_2 + U_3 + \ldots + U_p + \ldots$

CONVERGENCE

$\Sigma\, U_n$ est une série convergente si

$$S_n = \sum_{k=0}^{n} U_k = U_0 + U_1 + U_2 + \ldots + U_n$$

somme partielle de la série de rang *n* admet une limite quand n tend vers $+\infty$. Elle est divergente dans le cas contraire.

CONDITION NÉCESSAIRE DE CONVERGENCE

Pour qu'une série converge, il faut que

$$U_n \to 0 \qquad \text{quand } n \to +\infty$$

Cette condition n'est pas suffisante.

SÉRIE GÉOMÉTRIQUE

$$U_n = aq^{n-1} \qquad a \text{ : premier terme, } q \text{ : raison}$$

La somme partielle $S_n = a\,\dfrac{1-q^n}{1-q}$, si $q \neq 1$.

— si $|q| < 1$, la série converge et a pour somme : $S = \dfrac{a}{1-q}$

— si $|q| \geqslant 1$, la série diverge, sauf si $a = 0$.

SÉRIES À TERMES POSITIFS

Pour qu'une série à termes positifs converge, il faut et il suffit que sa somme partielle S_n soit bornée supérieurement (car alors S_n, suite croissante et bornée supérieurement converge).

Dans le cas de la convergence, on appelle reste de rang n, la quantité :

$$R_n = S - S_n = \sum_{n+1}^{\infty} U_i$$

Si $\Sigma\, U_n$ converge, R_n converge vers 0 lorsque $n \to \infty$.

THÉORÈMES DE COMPARAISON

a) Si à partir d'un certain rang $0 \leqslant U_n \leqslant V_n$

— la convergence de $\Sigma\, V_n$ entraîne celle de $\Sigma\, U_n$

— la divergence de $\Sigma\, U_n$ entraîne celle de $\Sigma\, V_n$

b) Si $\lim\limits_{n \to \infty} \dfrac{U_n}{V_n} = k > 0$

alors les séries $\Sigma\, U_n$ et $\Sigma\, V_n$ sont de même nature.

CRITÈRES DE CONVERGENCE

Critère de Cauchy

Si, à partir d'un certain rang,

$\sqrt[n]{U_n} \leqslant k < 1$ la série converge

$\sqrt[n]{U_n} \geqslant 1$ la série diverge

Règle de Cauchy

$$\lim_{n \to \infty} \sqrt[n]{U_n} = \ell \quad \begin{cases} \ell < 1 \text{ convergence} \\ \ell > 1 \text{ divergence} \\ \ell = 1 \text{ cas douteux } (*) \end{cases}$$

(*) Cependant si $\sqrt[n]{U_n} \to 1$ par valeurs supérieures ou si $\dfrac{U_{n+1}}{U_n} \to 1$ par valeurs supérieures il y a divergence.

Critère de D'Alembert

Si, à partir d'un certain rang,

$$\frac{U_{n+1}}{U_n} \leqslant k < 1 \qquad \text{la série converge}$$

$$\frac{U_{n+1}}{U_n} > 1 \qquad \text{la série diverge}$$

Règle de D'Alembert

$$\lim_{n \to \infty} \frac{U_{n+1}}{U_n} = \ell \quad \begin{cases} \ell > 1 \text{ divergence} \\ \ell < 1 \text{ convergence} \\ \ell = 1 \text{ cas douteux (* voir note page 162)} \end{cases}$$

(Cf. exercices n° 1 et 9)

Remarque : Si $\lim\limits_{n \to \infty} \frac{U_{n+1}}{U_n} = \ell \Rightarrow \lim\limits_{n \to \infty} \sqrt[n]{U_n} = \ell$; la réciproque n'est pas toujours vérifiée.

COMPARAISON AVEC UNE INTÉGRALE

Si $f(x)$ est une fonction positive, décroissante, quand $x \to +\infty$, alors la série de terme général

$$U_n = f(n)$$

et l'intégrale

$$\int_1^{\infty} f(x)\, \mathrm{d}x$$

sont de même nature (convergent ou divergent ensemble).

Conséquence : **série de Riemann.**

$$\sum \frac{1}{n^{\alpha}} \begin{cases} \text{converge pour } \alpha > 1 \\ \text{diverge pour } \alpha \leqslant 1 \end{cases}$$

Si U_n est d'ordre α par rapport à l'infiniment petit principal $\frac{1}{n}$ il y a convergence pour $\alpha > 1$ et divergence pour $\alpha \leqslant 1$.

(Cf. exercices n° 5 et 6)

RÈGLE « $n^{\alpha} U_n$ »

Si pour $A > 0$, $\exists\, \alpha > 1$ tel que

$$n > N \Rightarrow 0 < n^{\alpha} U_n < A, \qquad \text{alors } \Sigma\, U_n \text{ converge}$$

Si pour $B > 0$, $\exists\, \alpha \leqslant 1$ tel que

$$n > N \Rightarrow n^{\alpha} U_n > B > 0, \qquad \text{alors } \Sigma\, U_n \text{ diverge}$$

(Cf. exercices n° 3 et 4)

SÉRIES À TERMES DE SIGNES QUELCONQUES

Convergence absolue

Si la série $V_n = |U_n|$ converge, alors $\Sigma\, U_n$ converge aussi et on dit qu'elle est absolument convergente.

Si $V_n = |U_n|$ diverge et si U_n converge néanmoins, on dit que la série $\Sigma\, U_n$ est **semi-convergente.**

SÉRIES ALTERNÉES

Ce sont des séries dont le terme général est alternativement positif et négatif à partir d'un certain rang.

(Cf. exercice n° 8)

THÉORÈME FONDAMENTAL DES SÉRIES ALTERNÉES

Pour qu'une série alternée converge, il suffit que **son terme général tende vers zéro en décroissant en valeur absolue.**

PROPRIÉTÉS DES SÉRIES ABSOLUMENT CONVERGENTES

1) Si $\Sigma\, U_n$ et $\Sigma\, V_n$ sont absolument convergentes, et de sommes respectives S et Σ, alors $W_n = \lambda U_n + \mu V_n$ est absolument convergente et de somme $\lambda S + \mu \Sigma$.

2) La modification de l'ordre des termes d'une série absolument convergente ne change ni la convergence ni la somme de la série.

EXERCICES

ÉNONCÉS

1. Etudier la série de terme général $U_n = \dfrac{n\,!}{n^n}$.

2. Etudier la série de terme général $U_n = \dfrac{n^2}{2^n + n}$,

3. Etudier la série de terme général $U_n = e^{\frac{1}{\sqrt{2n-1}}} - 1$.

4. Nature de la série $U_n = \dfrac{\sqrt[3]{n^4+1}}{n\sqrt{n-1}}$ $(n > 1)$.

5. Etudier la série $U_n = \ln\left(\dfrac{1+\operatorname{tg}\frac{1}{n}}{1-\operatorname{tg}\frac{1}{n}}\right)$.

6. Etudier la série $U_n = \operatorname{Arctg}\dfrac{2n}{3n^2+1}$.

7. Sommer la série convergente $U_n = \dfrac{1}{n(n+1)(n+2)}$.

8. Etudier la série de terme général $U_n = \dfrac{1+(-1)^n\sqrt{n}}{1+n}$.

9. Etudier la série de terme général $U_n = \dfrac{2.4.6\cdot\dots\cdot 2n}{n^n}$.

SOLUTIONS

1. Utilisons la règle de D'Alembert :

$$\frac{U_{n+1}}{U_n} = \frac{(n+1)!}{(n+1)^{n+1}}\cdot\frac{n^n}{n!}$$

$$= \left(\frac{n}{n+1}\right)^n = \frac{1}{\left(1+\frac{1}{n}\right)^n}$$

Lorsque n tend vers l'infini, $\left(1+\frac{1}{n}\right)^n$ tend vers e ; $\frac{1}{e}$ étant inférieur à 1, la série est convergente.

---

2. $$\forall n, \quad U_n < V_n \quad \text{avec} \quad V_n = \frac{n^2}{2^n}$$

Or V_n est une série convergente puisque

$$\frac{V_{n+1}}{V_n} = \frac{(n+1)^2}{2^{n+1}}\cdot\frac{2^n}{n^2} = \frac{1}{2}\left(\frac{n+1}{n}\right)^2$$

tend vers $\frac{1}{2}$ lorsque n tend vers l'infini. U_n est donc convergente.

---

3. Lorsque

$$n \to \infty, \qquad U_n \sim 1 + \frac{1}{\sqrt{2n-1}} - 1$$

(développement limité d'ordre 1 de l'exponentielle).

L'ordre de U_n par rapport à $\frac{1}{n}$ étant $\frac{1}{2}$, U_n est divergente.

---

4. Lorsque n tend vers l'infini

$$U_n \sim n^{\frac{4}{3}} \cdot n^{-1} \cdot n^{-\frac{1}{2}}$$

soit

$$U_n \sim \frac{1}{n^{\frac{1}{6}}}$$

$$\alpha = \frac{1}{6}, \text{ et la série diverge.}$$

---

5. Puisque $\quad \ln_{\varepsilon \to 0}(1+\varepsilon) \sim \varepsilon, \qquad U_n \sim 2 \operatorname{tg} \frac{1}{n} \sim \frac{2}{n}$.

C'est donc une série divergente.

---

6. Arctg x étant équivalent à x lorsque $x \to 0$, U_n est équivalent à

$$\frac{2n}{3n^2+1} \sim \frac{2}{3n}$$

qui diverge.

---

7. On a $U_n \sim \frac{1}{n^3}$ et il y a effectivement convergence. Décomposons la fraction rationnelle en n : $\frac{1}{n(n+1)(n+2)}$ en éléments simples.

$$U_n = \frac{1}{n(n+1)(n+2)} = \frac{1/2}{n} + \frac{-1}{n+1} + \frac{1/2}{n+2}.$$

De même

$$U_{n-1} = \frac{1/2}{n-1} + \frac{-1}{n} + \frac{1/2}{n+1}$$

$$U_{n-2} = \frac{1/2}{n-2} + \frac{-1}{n-1} + \frac{1/2}{n}$$

$$\begin{array}{lllllll} \vdots & & \vdots & & \vdots & & \vdots \\ U_3 & = & \frac{1/2}{3} & + & \frac{-1}{4} & + & \frac{1/2}{5} \\ U_2 & = & \frac{1/2}{2} & + & \frac{-1}{3} & + & \frac{1/2}{4} \\ U_1 & = & \frac{1/2}{1} & + & \frac{-1}{2} & + & \frac{1/2}{3} \end{array}$$

La réduction observée (dans la somme) des termes trois à trois montre que

$$S_n = \sum_1^n U_K = \frac{1}{4} - \frac{1/2}{n+1} + \frac{1/2}{n+2}$$

Donc

$$S_n \to S = \frac{1}{4}.$$

---

8. On a

$$U_n = \frac{1}{1+n} + (-1)^n \frac{\sqrt{n}}{1+n}$$

Or $\frac{1}{1+n}$ est le terme général d'une série harmonique, donc divergente, et $(-1)^n \frac{\sqrt{n}}{1+n}$ est le terme général d'une série alternée convergente (la valeur absolue du terme général tend vers zéro en décroissant comme on s'en assure aisément). Donc $U_n = V_n + W_n$; la série $\{V_n\}$ divergeant et la série W_n convergeant, U_n *diverge*.

---

9. On a, en utilisant la règle de D'Alembert

$$\frac{U_{n+1}}{U_n} = \frac{2n+2}{(n+1)^{n+1}} \cdot n^n = \frac{2}{(n+1)^n} \cdot n^n = 2\left(\frac{n}{n+1}\right)^n$$

$$= 2\frac{1}{\left(1+\frac{1}{n}\right)^n}; \quad \text{or} \quad \left(1+\frac{1}{n}\right)^n \to e \quad \text{quand} \quad n \to +\infty$$

et

$$\frac{U_{n+1}}{U_n} \to \frac{2}{e} < 1$$

La série converge.

CHAPITRE 10

MÉTHODES NUMÉRIQUES, GRAPHIQUES ET EXPÉRIMENTALES

Les données relevées lors d'une expérimentation permettent de représenter graphiquement les grandeurs étudiées.

Chaque couple de valeurs (t, C(t)) est représenté par un point.

ZONE D'ERREUR

Toute mesure expérimentale de C en fonction du temps t par exemple comporte une erreur : si on désigne par Δt l'erreur maximum sur t et de même par ΔC l'erreur maximum sur C, le point représentant C se situe dans une zone d'erreur.

La zone d'erreur est celle hachurée dans la figure ci-dessous.

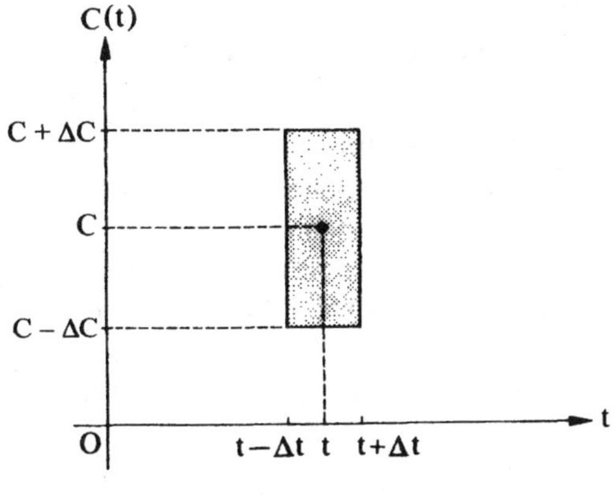

fig. 1

Si C(t) est une fonction continue du temps, sa représentation expérimentale s'obtient en traçant une courbe continue et aussi régulière que possible traversant nécessairement toutes les zones d'erreur (cf. fig. 2).

Une valeur de la variable entre t_1 et t_5 s'obtient par simple lecture : c'est une interpolation. L'interpolation est toujours possible et donne des résultats à peu près aussi précis que le sont les mesures elles-mêmes.

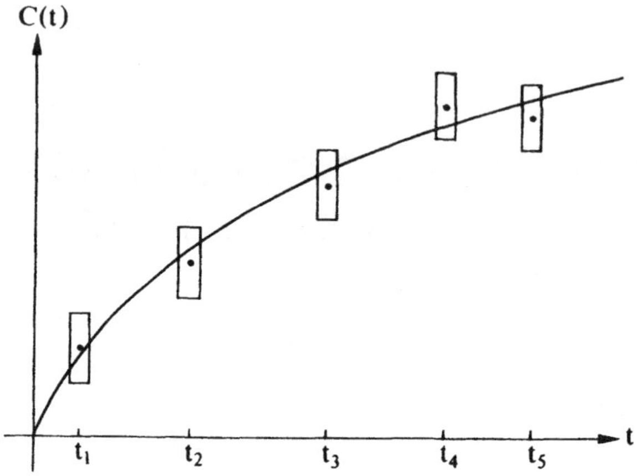

fig. 2

ÉTUDE EXPÉRIMENTALE D'UNE FONCTION DE TYPE EXPONENTIEL

De nombreux phénomènes physiques et biologiques sont de type exponentiel et font l'objet d'expérimentations qui permettent de le confirmer et de calculer les coefficients de la relation exponentielle.

UTILISATION DU PAPIER SEMI-LOGARITHMIQUE

Ce papier comporte deux types de graduation :

– **une graduation linéaire :** longueurs proportionnelles aux valeurs relevées suivant l'axe des x,

– **une graduation logarithmique :** longueurs proportionnelles aux logarithmes des valeurs relevées suivant l'axe des y.

« PÉRIODE » D'UNE FONCTION EXPONENTIELLE

De nombreux phénomènes naturels vérifient les lois exponentielles du type

$$C(t) = C_0 \, e^{-\lambda t}.$$

C'est le cas par exemple de la concentration sanguine $C(t)$ d'une substance injectée par voie intraveineuse, λ étant le constante d'élimination et C_0 la concentration au temps $t = 0$.

On appelle période la valeur T du temps au bout duquel la concentration aura diminué de moitié c'est-à-dire sera égale à $\frac{C_0}{2}$:

Lorsque $$C(T) = C_0\, e^{-\lambda T} = \frac{C_0}{2} \Rightarrow \lambda T = \ln 2$$

ou $$\boxed{T = \frac{\ln 2}{\lambda}}$$

Ainsi

$$C(t + T) = \frac{C(t)}{2}$$

$$C(t + 2T) = \frac{C(t)}{2^2}$$

$$\vdots \qquad \vdots$$

$$C(t + nT) = \frac{C(t)}{2^n}$$

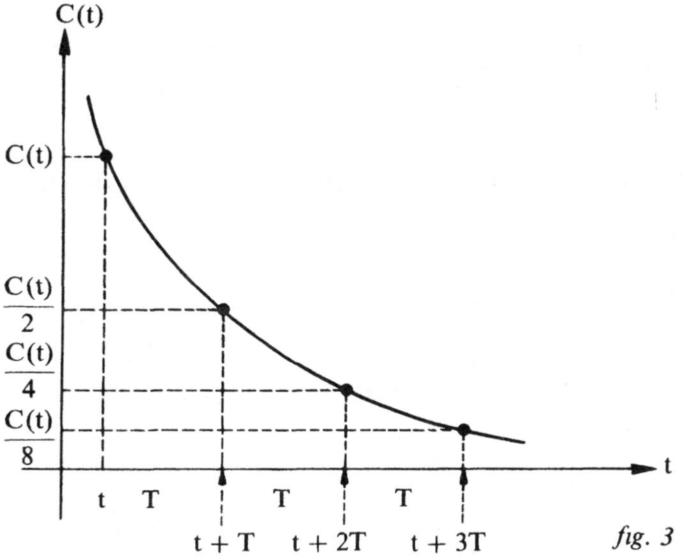

fig. 3

les abscisses sont en progression arithmétique de raison T

les ordonnées sont en progression géométrique de raison $\frac{1}{2}$.

ÉVALUATION GRAPHIQUE DE LA DÉRIVÉE

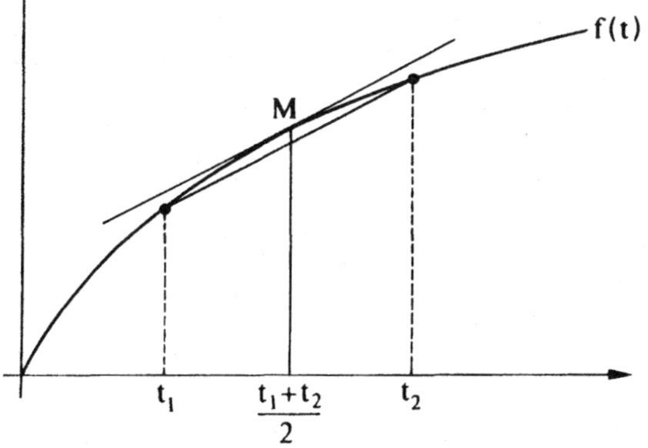

fig. 4

Au point M d'abscisse $t = \frac{t_1 + t_2}{2}$ une valeur approximative satisfaisante en général de la dérivée est :

$$\boxed{f'\left(\frac{t_1 + t_2}{2}\right) \simeq \frac{f(t_2) - f(t_1)}{t_2 - t_1}}$$

(cf. ex. 3).

Relation qui exprime le parallélisme de la droite AB et de la tangente en M, milieu de AB.

INTÉGRATION GRAPHIQUE, MÉTHODE DES TRAPÈZES

Si l'intervalle $[a, b]$ est divisé en n segments de même longueur $\Delta x = \frac{b - a}{n}$ l'approximation de l'aire mesurée par $S = \int_a^b f(x)\,dx$ est

$$S = \int_a^b f(x)\,dx = \frac{\Delta x}{2}[f(a) + 2f(a + \Delta x) + \dots + 2f[a + (n-1)\,\Delta x] + f(b)]$$

qu'on peut encore écrire

$$S = \int_a^b f(x)\,dx = \frac{\Delta x}{2}\,[f(a) + f(b)] + \Delta x \sum_{i=1}^{n-1} f(a + i\,\Delta x).$$

Δx est le pas d'intégration.

EXERCICES

ÉNONCÉS

Mathématiques Paris.

1re année de Pharmacie.

1. On étudie une réaction chimique $A + B \rightleftarrows C + D$; au temps $t = 0$ la quantité Q de produit C est égale à 10 g. On a d'autre part relevé dans un tableau les valeurs de $\frac{dQ}{dt}$ en fonction de t :

$\frac{dQ}{dt}$ en g/heures	1	0,61	0,37	0,22	0,13	0,08
t en heures	0	1	2	3	4	5

1) Déterminer graphiquement la quantité Q de produit C présente aux temps

$$t = 1, \quad t = 2, \quad t = 3, \quad t = 4, \quad t = 5 \text{ heures}$$

(on prendra un pas d'intégration de 0,5 heure).

2) Dessiner sur papier semi-logarithmique la fonction $Q'(t) = 12 - Q(t)$ en fonction de t. Que peut-on en conclure?
En déduire l'expression analytique de $Q = f(t)$.

2. On considère la fonction $C(t)$ dont les valeurs en fonction du temps sont consignées dans le tableau ci-dessous.

t heures	2	4	6	8	10	12	14	16	18	20
$C(t)$ microcuries par millimètre	0,400	0,215	0,142	0,116	0,106	0,102	0,101	0,100	0,100	0,100

Montrer que $C(t)$ est de la forme

$$C(t) = C_0 \, e^{-kt} + B.$$

On utilisera à cette fin du papier semi-logarithmique et on déterminera les coefficients C_0, k et B.
Calculer graphiquement par la méthode des trapèzes l'intégrale définie

$$I = \int_3^{10} C(t) \, dt.$$

3. Un mobile se meut à la vitesse v dont la valeur à différents instants est consignée dans le tableau ci-dessous.

t_s	0	5	10	15	20	25	30	35	40
v m/s	0	88	160	217	260	288	300	297	280

a) représenter $v(t)$

b) quelles sont les valeurs de $\gamma(t) = \dfrac{dv}{dt}$ aux instants 2,5, 7,5, 12,5, 17,5, 22,5, 27,5, 32,5.

c) représenter $\gamma(t)$

d) Calculer graphiquement la distance d que parcourt le mobile de $t = 0$ à $t = 40$ s.

4. On considère la fonction $y(t)$ dont on a déterminé expérimentalement les valeurs suivantes :

t	0	1	2	3	4	5	6
$y(t)$	2,1	1	1	2,1	5,5	15	40

1) Monter à l'aide du papier semi-logarithmique qu'il existe entre y et t une relation de la forme :

$$y = A \cdot e^{t} + B \cdot e^{-t}.$$

2) Déterminer graphiquement les valeurs des constantes A et B.

5. La concentration sanguine $C(t)$ d'un médicament M administré par voie intraveineuse, évolue au cours du temps t suivant la relation :

$$C(t) = A_1 \, e^{K_1 t} + A_2 \, e^{K_2 t}$$

où A_1, A_2, K_1 et K_2 sont des constantes.

Un dosage du médicament M effectué sur un individu, a donné les résultats suivants :

t_h	2	4	6	8	10	12	14	16	18
$C(t)$ g/l	1,46	0,60	0,32	0,213	0,17	0,148	0,13	0,113	0,10

1) A partir de ces résultats, déterminer graphiquement et avec soin les valeurs de A_1, A_2, K_1 et K_2.
2) Donner la valeur de la concentration du médicament M à l'instant $t = 0$.

6. L'étude de la désintégration d'un mélange de deux éléments radioactifs par unité de temps a conduit aux résulats ci-dessous :

t minutes	6	12	18	24	30	36	42	48	54
$A(t)$	21 004	10 102	6 558	4 086	2 712	1 947	1 523	1 200	988

t heures	1	2	3	4	5	6	7	8	9	10
$A(t)$	952	820	740	660	600	540	490	442	400	360

On suppose que l'activité des deux éléments radioactifs est additive et de la forme

$$A(t) = A_1(t) + A_2(t) = A_{01}\, e^{-\lambda_1 t} + A_{02}\, e^{-\lambda_2 t}.$$

a) Représenter $A(t)$ sur papier semi-logarithmique.

b) Déterminer les valeurs des paramètres A_{01}, A_{02}, λ_1, λ_2.

c) Donner les expressions de $A(t)$, $A_1(t)$, et $A_2(t)$ en base 2.

d) Déterminer la période de chacun des deux éléments.

7. Pour étudier la multiplication de micro-organismes dans un milieu de culture, on a dénombré, en fonction du temps, le nombre $N(t)$ de micro-organismes présents dans ce milieu. On a ainsi obtenu le tableau de correspondance suivant :

t (heures)	1	3	5	8	11	13	15
$N(t)$	1 500	2 500	4 000	8 000	18 000	28 000	44 000

a) Tracer sur papier semi-logarithmique le graphe correspondant à ces valeurs expérimentales.

Des considérations théoriques laissent penser que la vitesse d'accroissement $\frac{dN(t)}{dt}$ de ces micro-organismes est proportionnelle au nombre de micro-organismes présents dans le milieu de culture :

$$\frac{dN(t)}{dt} = K\,N(t)$$

Donner la solution générale de cette équation différentielle. Le graphe obtenu vérifie-t-il la relation théorique entre $N(t)$ et t ?

b) Déterminer les valeurs de K et N_0 (nombre de micro-organismes au temps $t = 0$) correspondant aux données du problème. Expliciter également la fonction $N(t)$ à l'aide d'une exponentielle de base 10 et de base 2. Calculer analytiquement le temps au bout duquel le nombre de micro-organismes est égal à 2 N_0 et le temps au bout duquel le nombre de micro-organismes est égal à 10 N_0.

c) Déterminer la relation permettant de calculer la vitesse d'accroissement des micro-organismes. Donner sa valeur pour $t = 7$ heures et $t = 12$ heures.

d) Calculer analytiquement la valeur numérique de l'intégrale définie :

$$I = \int_{t=0}^{t=2} t^2 N(t)\, dt$$

Faculté de Pharmacie, Paris.

8. On considère un corps radioactif et on définit par N(t) le nombre d'atomes désintégrés au temps t. Le tableau de correspondance suivant donne la vitesse de désintégration des atomes en fonction du temps :

t (jours)	10	22	30	45	60
$\frac{dN}{dt}$	29 000	13 000	8 000	2 800	1 200

1) Tracer le graphe de cette relation sur papier semi-logarithmique. Que peut-on en conclure ? Donner l'expression analytique de $\frac{dN}{dt}$ en fonction de t.

2) Déterminer la vitesse de désintégration au temps $t = 0$.

3) Déterminer la relation analytique de N(t) en fonction de t, sachant qu'au temps $t = 0$ le nombre d'atomes désintégrés est nul. On donnera cette expression en base e et en base 2. En déduire la période de demi-désintégration de ce radio-élément.

Première année de Pharmacie, Paris.

9. 1) En étudiant l'activité d'un médicament on a relevé pour différentes doses x (en mg/kg) et les valeurs de l'effet provoqué (en mg/litre), les résultats suivants :

Doses x (mg/kg)	15	30	60	120
Effets y (mg/litre)	17,5	20	22,5	26

Pour interpréter ces résultats on hésite entre une relation linéaire du type $y = ax + b$ et une relation logarithmique du type $y = c \log x + d$. Pour faciliter les calculs on donne : $\Sigma x = 225$ mg/kg, $\Sigma \log x = 6{,}51055$, $\Sigma xy = 5332{,}5$ (mg²/kg-litre), $\Sigma y \log x = 144{,}19114$ (mg/litre), $\Sigma y = 86$ mg/litre, $\Sigma y^2 = 1888{,}5$ (mg²/litre²), $\Sigma x^2 = 19\,125$ (mg²/kg²), $\Sigma(\log x)^2 = 11{,}04989$.

1) Déterminer en utilisant la méthode des moindres carrés les valeurs de a et b lorsque l'on choisit la relation linéaire $y = ax + b$.

Donner également la valeur de la somme S_1 des carrés des écarts : $S_1 = \Sigma\,(y - ax - b)^2$.

2) Déterminer en utilisant la méthode des moindres carrés les valeurs de c et d lorsque l'on choisit la relation logarithmique $y = c \log x + d$.

Donner également la valeur de la somme S_2 des carrés des écarts : $S_2 = \Sigma\,(y - c \log x - d)^2$.

3) Pour vérifier les relations précédentes on utilise une feuille de papier semi-logarithmique (dose x sur la graduation logarithmique et effet y

sur la graduation linéaire). Reporter les données expérimentales en tenant compte des erreurs de mesure : pas d'erreur appréciable sur la dose x, erreur de $\pm$ 0,5 mg/litre pour l'effet y.

Reporter également les valeurs théoriques données par les relations $y = ax + b$ et $y = c \log x + d$.

Laquelle des deux relations doit-on choisir pour représenter convenablement la relation effet-dose ?

4) Un autre médicament agit selon le même mécanisme mais il est deux fois plus actif. Déterminer alors la relation entre l'effet y_2 et la dose x_2 de ce deuxième médicament.

Première Année de Pharmacie, Chatenay-Malabry.

SOLUTIONS

1. A l'instant t, la quantité Q du produit C formé est

$$Q(t) = \int_0^t \frac{dQ}{dt}\, dt + Q(0)$$

Q(0) étant la quantité de produit existant au temps $t = 0$.

Avec le pas de 0,5 conseillé et en utilisant la méthode des trapèzes on a

$$Q(t) = Q(0) + \frac{0,5}{2}\left[\frac{dQ}{dt}(0) + 2\frac{dQ}{dt}(0,5) + \dots + 2\frac{dQ}{dt}(t - 0,5) + \frac{dQ(t)}{dt}\right]$$

et pour $t = 1, 2, \dots, 5$ on a :

$$Q(1) = Q(0) + \frac{0,5}{2}(0 + 2 \times 0,61) = 10,80$$

$$Q(2) = Q(0) + \frac{0,5}{2}(1 + 1,61 + 1,22 + 0,98 + 0,37) = 11,29$$

$$Q(3) = Q(0) + \frac{0,5}{2}(1 + 1,61 + 1,22 + 0,98 + 0,74 + 0,59 + 0,22) = 11,59$$

$$Q(4) = Q(0) + \frac{0,5}{2}(1 + 1,61 + 1,22 + 0,98 + 0,74 + 0,59 + 0,35 + 0,13) = 11,74$$

$$Q(5) = Q(0) + \frac{0,5}{2}(1 + 1,61 + 1,22 + 0,98 + 0,74 + 0,59 + 0,35 + 0,13 + 0,21 + 0,08) = 11,84.$$

La représentation graphique de $Q'(t)$ sur papier semi-logarithmique conduit à une droite : il suffit de prendre l'échelle logarithmique pour Q' et l'échelle linéaire pour t (cf. fig. 5).

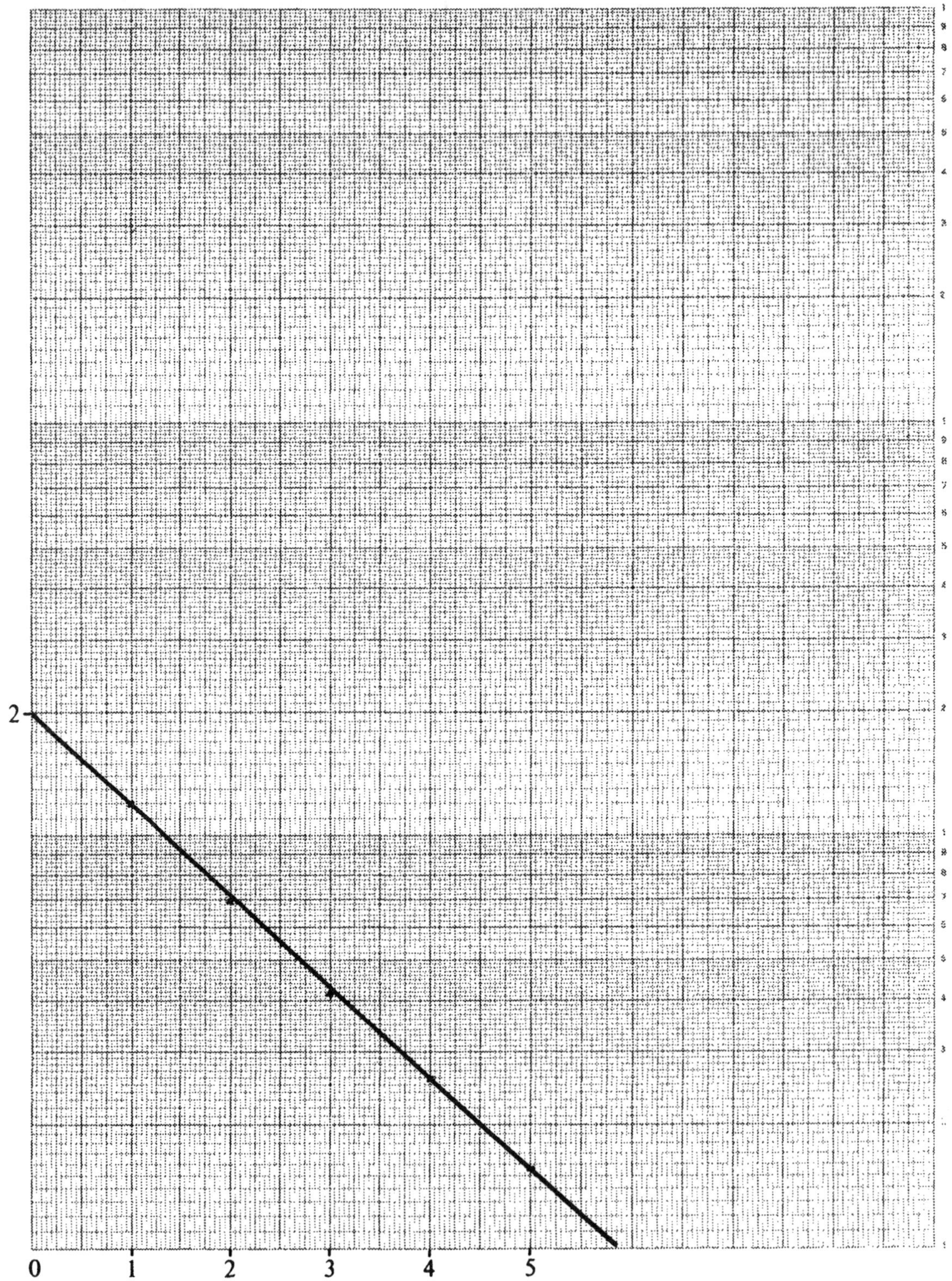

fig. 5

La relation liant $Q'(t)$ à t est donc de la forme

$$\ln Q'(t) = at + b$$

soit
$$Q'(t) = A\,e^{at}$$

pour $t = 0$,
$$Q'(0) = A = 2g.$$

Enfin la pente de la droite se lit sur la représentation graphique de $Q'(t)$ sur papier semi-logarithmique

$$a = \frac{\ln Q'(t_2) - \ln Q'(t_1)}{t_2 - t_1} = -0{,}5$$

et par conséquent

$$Q'(t) = 2\,e^{-0{,}5t}$$

et
$$Q(t) = 12 - Q'(t) = 12 - 2\,e^{-0{,}5t}.$$

---

2. On remarque que la valeur de $C(t)$ se stabilise à 0,100 pour $t \in [16, 20]$.

On peut en conclure que $t \to \infty$ $C(t) \to 0{,}100$.

Or quand $t \to \infty$ $C(t) = B$ car $e^{-kt} \to 0$ pour $k > 0$: d'où la valeur de $B = 0{,}100$ et la fonction auxiliaire $C^*(t) = C(t) - B = C_0\,e^{-kt}$ se représente aisément sur papier semi-logarithmique (voir fig. 6) qui conduit à une droite de pente négative et confirme bien la relation exponentielle $C(t) = C_0\,e^{-kt} + B$.

t	2	4	6	8	10	12	14	16	18	20
$C(t)$	0,400	0,215	0,142	0,116	0,106	0,102	0,101	0,100	0,100	0,100
$C^*(t)$	0,300	0,115	0,042	0,016	0,006	0,002	0,001	0	0	0

La pente de la droite donne $-k$

$$-k = \frac{\Delta C^*}{\Delta t} = \frac{\ln C_2^* - \ln C_1^*}{t_2 - t_1}$$

$$= \frac{\ln 0{,}115 - \ln 0{,}3}{2}$$

$$\simeq -0{,}48.$$

Enfin pour $t = 0$, $C^* = C_0 = 0{,}8$ d'où

$$C(t) = 0{,}8\,e^{-0{,}48t} + 0{,}1.$$

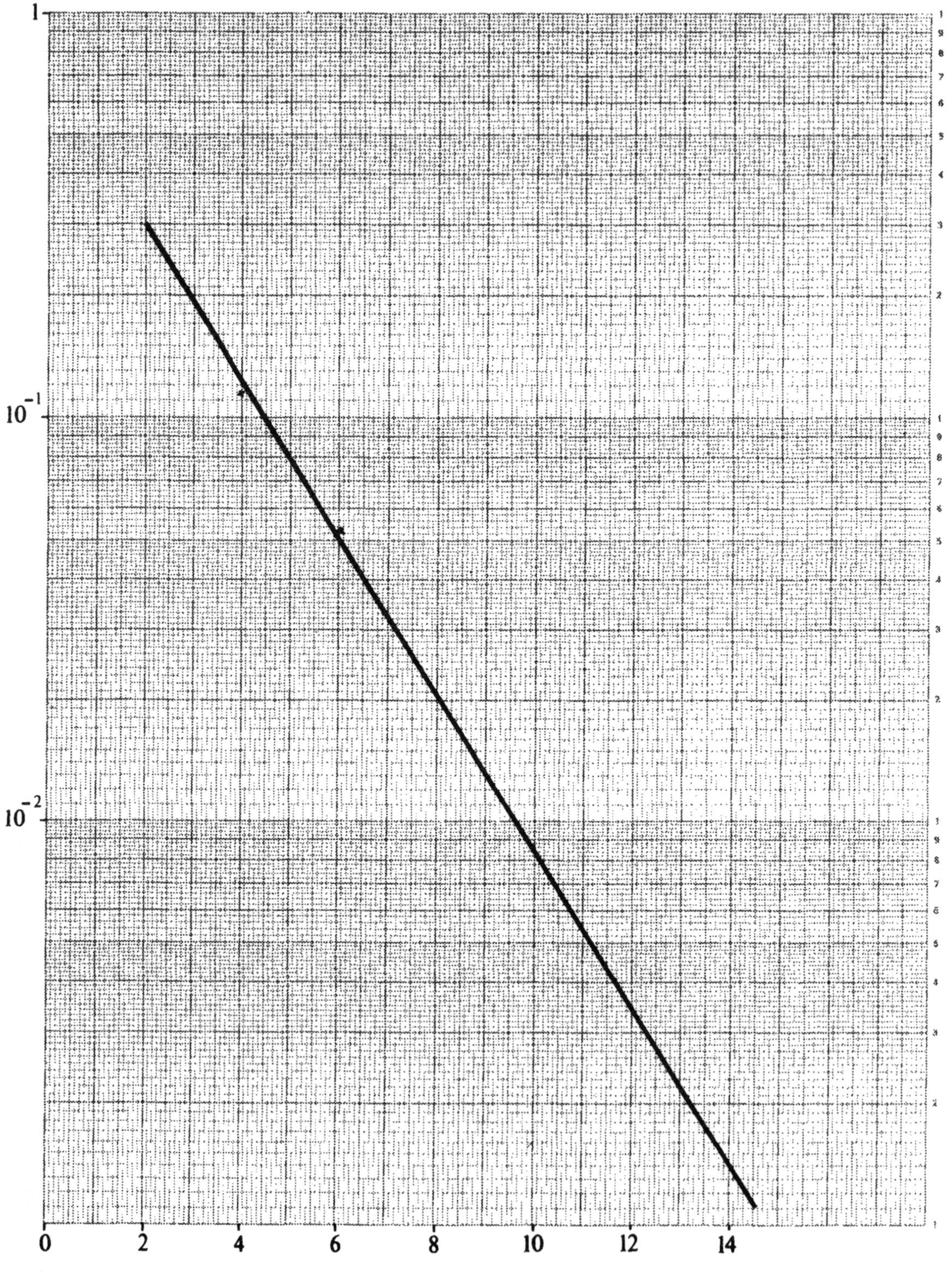

fig. 6

L'intégrale demandée s'évalue par

$$I = \sum_i \frac{C(t_{i+1}) + C(t_i)}{2} \times (t_{i+1} - t_i)$$

$$= \frac{C_3 + C_4}{2} \times 1 + \frac{C_4 + C_6}{2} \times 2 + \frac{C_6 + C_8}{2} \times 2 + \frac{C_8 + C_{10}}{2} \times 2$$

$I = 1{,}25$ microcuries|ml · h.

---

3. a) Voir figure 7.

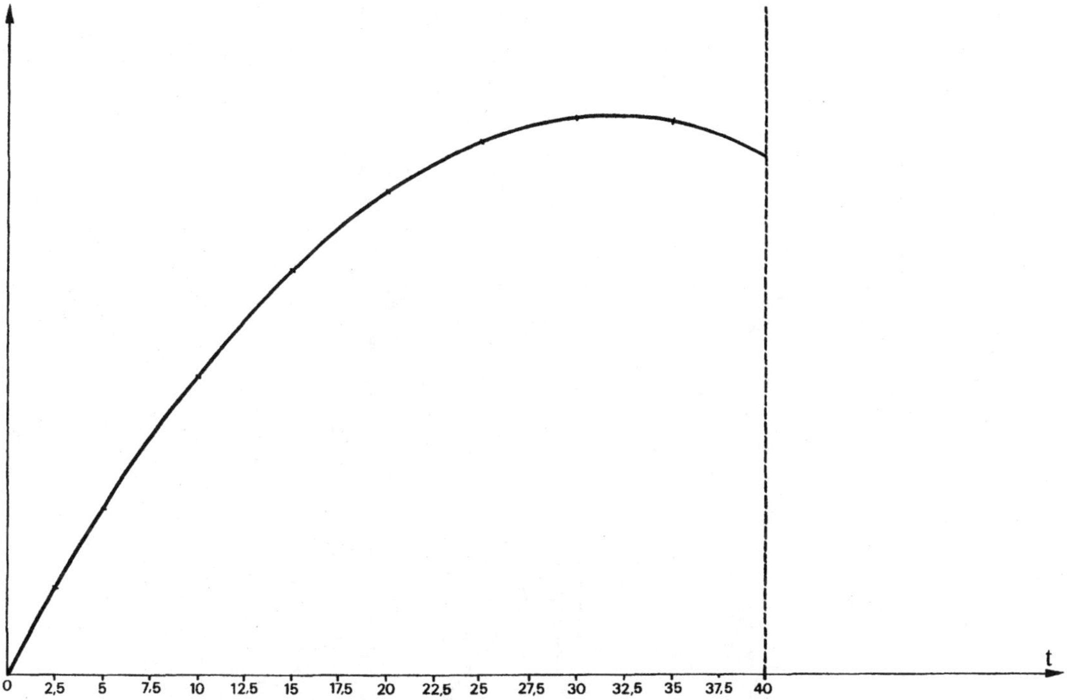

fig. 7

b) Pour $t = 2{,}5$ s $\quad \gamma = \frac{88 - 0}{5 - 0} = 17{,}6$ m/s^2

Pour $t = 7{,}5$ s $\quad \gamma = \frac{160 - 88}{10 - 5} = 14{,}4$ m/s^2

Pour $t = 12{,}5$ $\quad \gamma = \frac{217 - 160}{15 - 10} = 11{,}4$ m/s^2

Pour $t = 17{,}5$ $\quad \gamma = \frac{260 - 217}{20 - 15} = 8{,}6$ m/s^2

Pour $t = 22{,}5$ $\quad \gamma = \frac{288 - 260}{25 - 20} = 5{,}6$ m/s^2

Pour $t = 27{,}5$ $\quad \gamma = \frac{300 - 288}{30 - 25} = 2{,}4$ m/s^2

$$\text{Pour } t = 32{,}5 \quad \gamma = \frac{297 - 300}{35 - 30} = -\ 0{,}6 \text{ m/s}^2$$

$$\text{Pour } t = 37{,}5 \quad \gamma = \frac{280 - 297}{40 - 35} = -\ 3{,}4 \text{ m/s}^2.$$

c) Voir figure 8.

d) L'aire demandée est à approximer graphiquement

$$d = \int_0^{40} v \, \mathrm{d}t = \int_0^{40} \frac{\mathrm{d}x}{\mathrm{d}t} \, \mathrm{d}t = \int_0^{40} \mathrm{d}x = [x]_0^{40}.$$

Le graphique 2 permet de décompter environ 220 carreaux soit

$$d = 220 \times 2 \text{ s} \times 20 \text{ m s}^{-1} = 8\,800 \text{ m}.$$

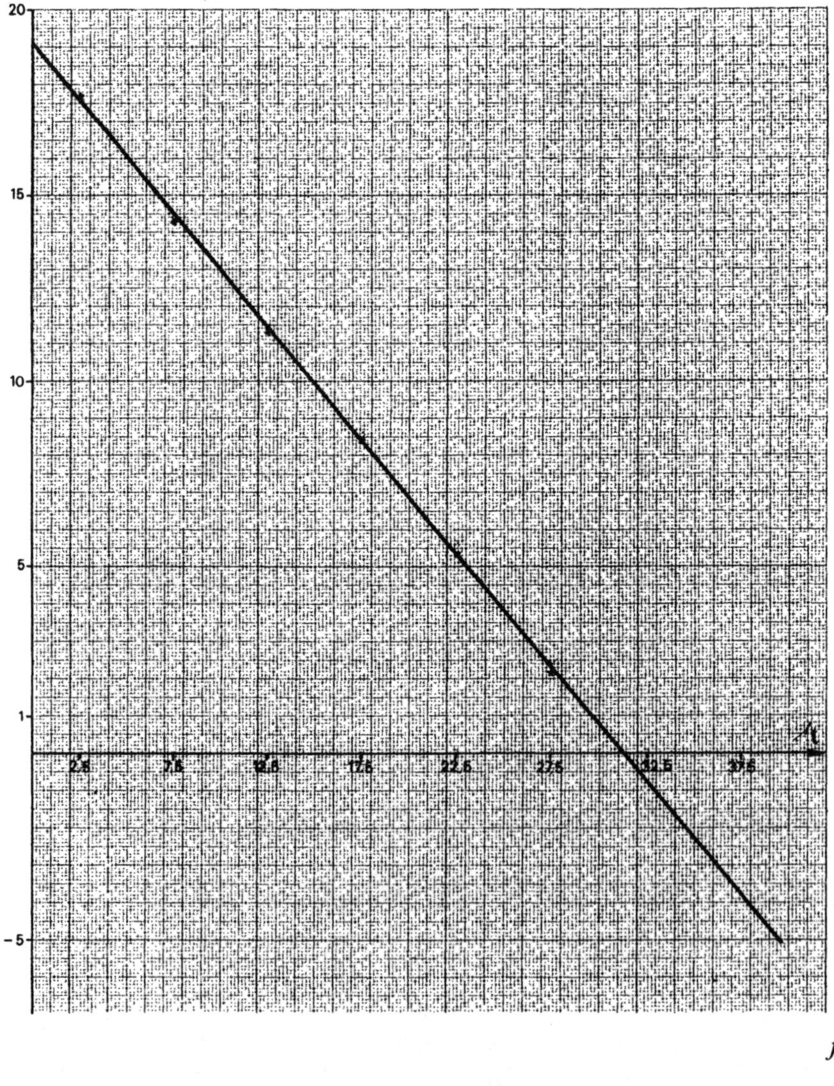

fig. 8

4. Le tracé sur papier semi-logarithmique (*fig. 9*) a conduit à une courbe qu'on peut confondre avec deux droites (D_1) pour $0 < t < 1$ et (D_2) pour $t > 3$. D_1 est décroissante et (D_2) croissante.

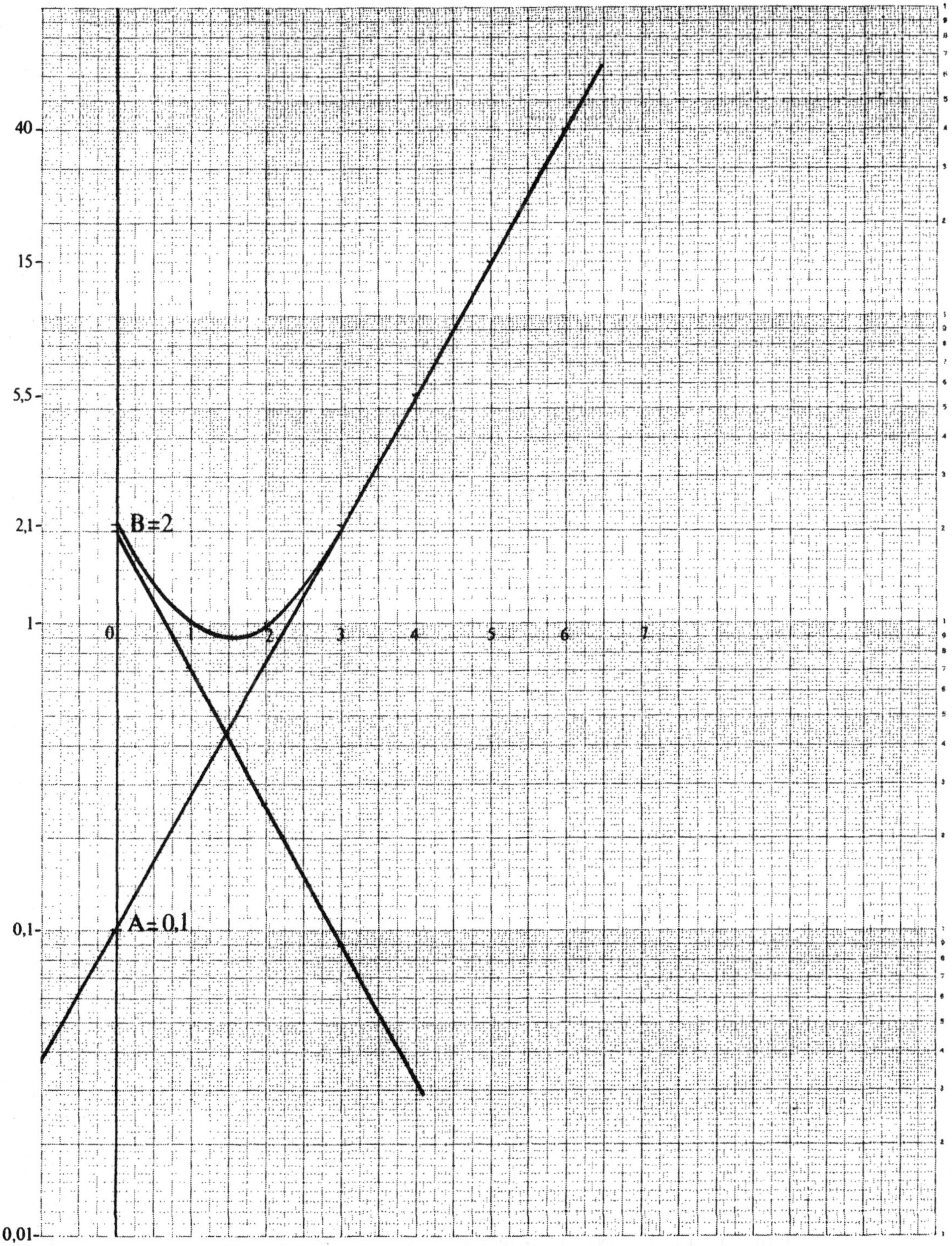

fig. 9

Pour t assez grand, le terme B e^{-t} est supposé négligeable devant A e^t et la prolongation de (D_2) donne A = 0,1 à son intersection avec l'axe semi-logarithmique.

De même la droite (D_1) conduit à B = 2.

On vérifie qu'on a bien la valeur 1 pour le coefficient k_1

$$\frac{\ln y_1(t_2) - \ln y_1(t_1)}{t_2 - t_1} \text{ avec } y_1 = \mathrm{A}\,\mathrm{e}^{k_1 t}.$$

En effet $$\frac{\ln(40) - \ln(5{,}5)}{6-4} = 1 \quad \text{donc} \quad y_1 = 0{,}1\,\mathrm{e}^t.$$

La méthode des résidus permet également de vérifier que $k_2 = -1$ dans $y_2 = \mathrm{B}\,\mathrm{e}^{+k_2 t}$.

t	0	1	2	3
$y(t)$	2,1	1	1	2,1
$y'(t)$	0,1	0,272	0,739	2,008
$y_2(t)$	2	0,728	0,261	0,091

On a bien

$$\frac{\ln(0{,}091) - \ln(2)}{3-0} = -1$$

d'où

$$y_2 = 2\,\mathrm{e}^{-t}$$

et

$$y = 0{,}1\,\mathrm{e}^t + 2\,\mathrm{e}^{-t}.$$

---

5. 1) La courbe C(t) permet de distinguer deux zones quasi-linéaires correspondant à des droites (D_1) et (D_2) de pentes différentes K_1 et K_2 et traduisant le fait que, lorsque t augmente l'une des exponentielles constituant C(t) devient négligeable.

Supposons pour fixer les idées que tel soit le cas pour $A_2\,\mathrm{e}^{k_2 t}$ désigné par l'appellation « terme lent ».

La courbe (fig. 10) ci-dessous permet la lecture de $A_2 = 0{,}3$. La pente de (D_2) se détermine également par le calcul à partir de deux points :

$$k_2 = \frac{\ln 0{,}10 - \ln 0{,}113}{18-16}$$

$$= -0{,}06.$$

Le terme exponentiel correspondant est 0,3 $\mathrm{e}^{-0{,}06}$.

La droite (D_1) correspond au terme $A_1\,\mathrm{e}^{k_1 t}$ ou terme rapide.

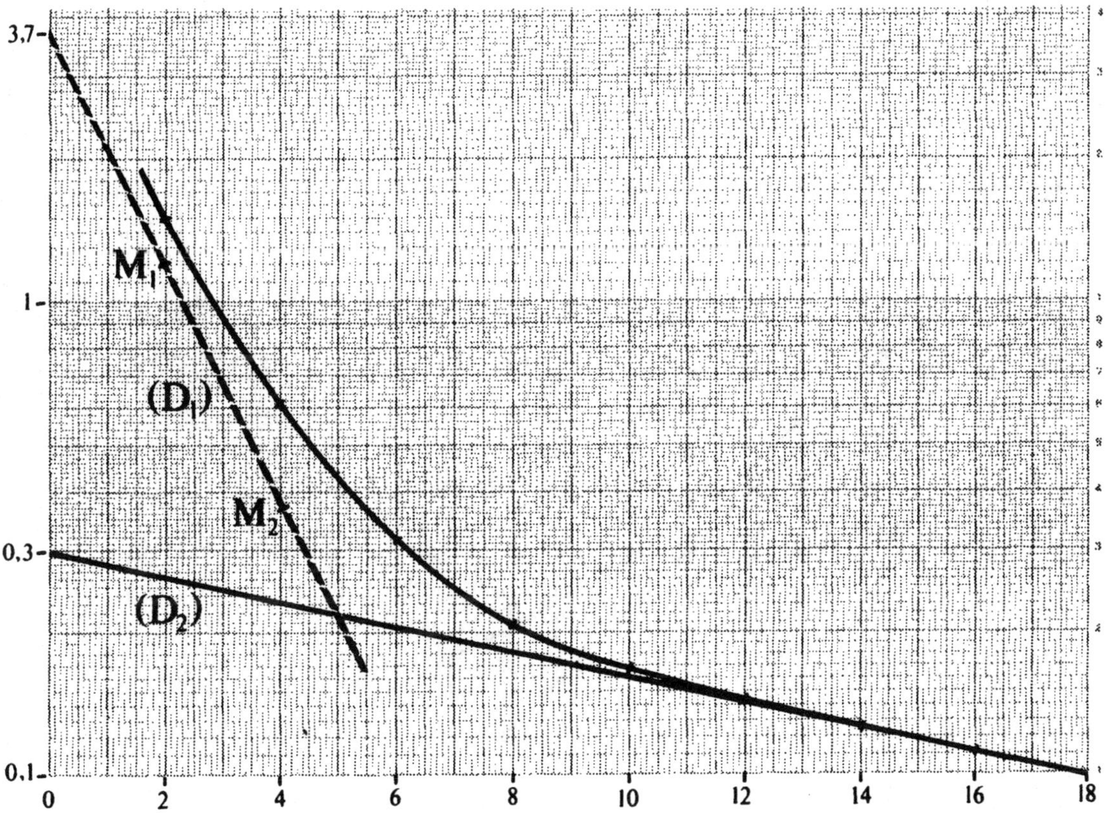

fig. 10

Prenons deux points M_1 et M_2 de cette droite correspondant à $t = 2$ et $t = 4$. Les ordonnées de M_1 et M_2 se calculent grâce à l'égalité :

$$\begin{aligned} A_1\, e^{k_1 t} &= C(t) - A_2\, e^{k_2 t} \\ &= C(t) - 0{,}3\, e^{-0{,}06t}. \end{aligned}$$

Enfin A_1 se lit sur le graphe, sa valeur étant 3,7 pour $t = 2$

$$3{,}7\, e^{2k_1 t} = 1{,}46 - 0{,}3\, e^{-0{,}12} = 1{,}46 - 0{,}26 = 1{,}2$$

pour $t = 4$

$$3{,}7\, e^{4k_1 t} = 0{,}60 - 0{,}3\, e^{-0{,}24} = 0{,}60 - 0{,}236 = 0{,}364.$$

D'où $$k_1 = \frac{\ln 0{,}364 - \ln 1{,}2}{4-2} = -\,0{,}6.$$

On en conclut

$$C(t) = 3{,}7\, e^{-0{,}6t} + 0{,}3\, e^{-0{,}06t}$$

Pour $t = 0$, $C(0) = 3{,}7 + 0{,}3 = 4$ g/l, qui est la concentration du médicament à l'instant $t = 0$.

6. a) La représentation de $A(t)$ pour la 1re heure conduit à la courbe ①, celle couvrant les neuf heures suivantes conduit à la courbe ② qui en fait est une droite (*fig. 11*).

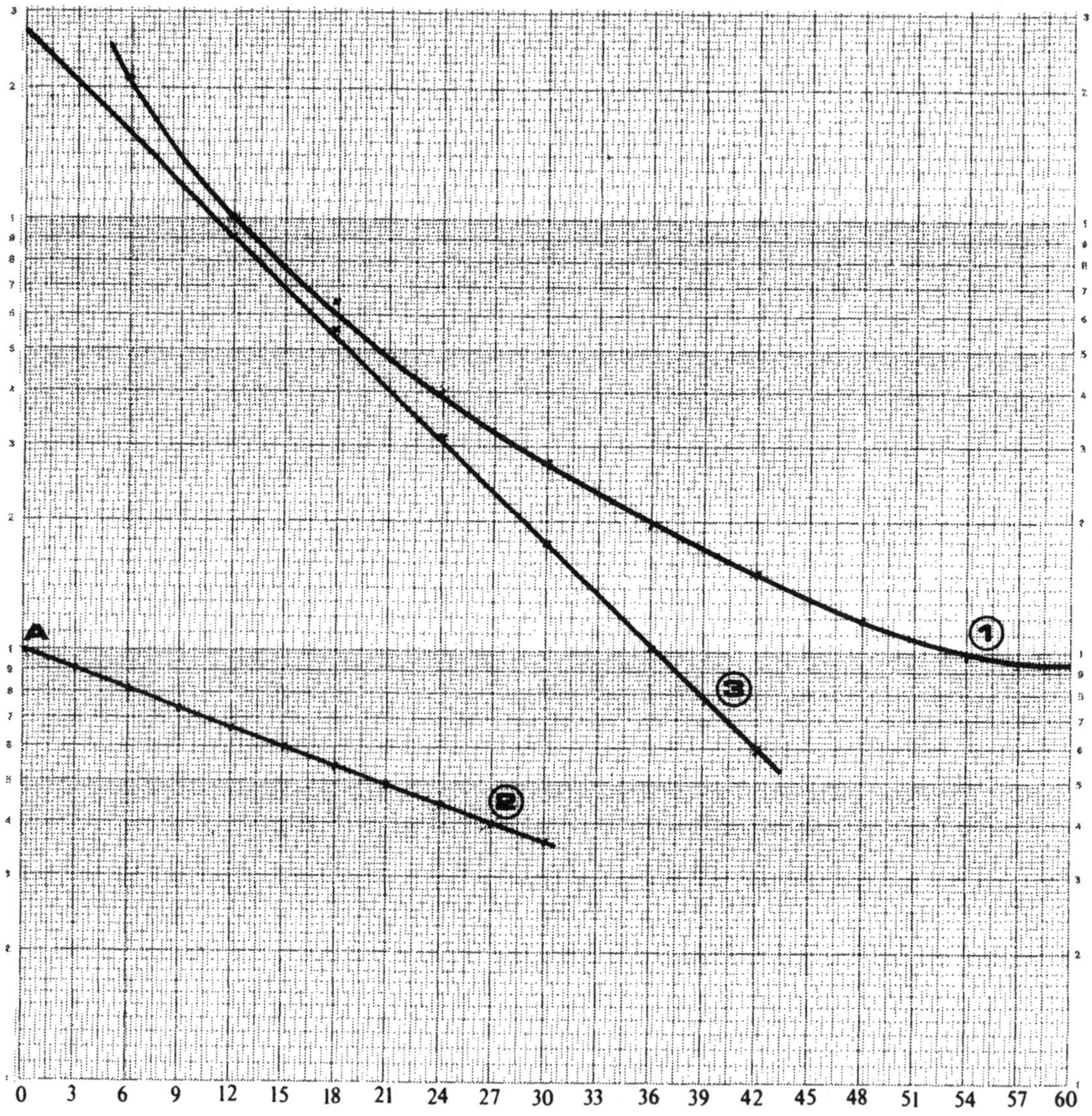

fig. 11

On constate que, passé 60 minutes $A(t)$ se comporte comme une exponentielle décroissante.

On suppose que $A_{02}\, e^{-\lambda_2 t}$ tend alors vers 0 ce qu'on vérifie en calculant à tout instant le résidu $R(t) = A_{02}\, e^{-\lambda_2 t} = A(t) - A_1(t)$.

Préalablement on peut lire la valeur approximative de A_{01} sur la droite ②. (*fig. 11*).

$A_1 = A_{01}\, e^{-\lambda_1 t}$, qui donne $A_{01} = 1\,000$.

λ_1 est donné par la pente :

$$-\lambda_1 = \frac{\ln A(10) - \ln A(2)}{10-2} = \frac{\ln 360 - \ln 820}{8}$$

$$= -0{,}1029\ h^{-1}.$$

D'où $A_1(t) = 1\,000\ e^{-0{,}1029t}$.

b) Le tableau donnant R(*t*) suit :

t_h	0,1	0,2	0,3	0,4	0,5	0,6	0,7	0,8	0,9	1
A(*t*)	21 004	10 102	6 558	4 086	2 712	1 947	1 523	1 200	988	952
$A_1(t)$	990	980	970	960	950	940	930	921	912	902
$A_2(t)$	20 014	9 122	5 588	3 186	1 762	1 007	593	279	76	50

Le tracé de $A_2(t)$ conduit à la droite ③ qui permet la lecture de A_{02} soit 3 300. (cf. *fig. 11*).

La pente de cette nouvelle droite permet de déterminer λ_2

$$-\lambda_2 = \frac{\ln A_2(1) - \ln A_2(0{,}1)}{1-0{,}1} = \frac{\ln 50 - \ln 20\,014}{0{,}9}$$

$$= -6{,}658$$

d'où

$$\boxed{A_2 = 3\,300\ e^{-6{,}658t}}.$$

c) La formule classique de changement de base

$$\log_a x = \frac{\ln x}{\ln a}$$

donne ici :

$$A_1(t) = 1\,000 \cdot 2^{\frac{-0{,}1029\,t}{\ln 2}} = 1\,000 \cdot 2^{-0{,}1484t}$$

$$A_2(t) = 33\,000 \cdot 2^{\frac{-6{,}658\,t}{\ln 2}} = 33\,000 \cdot 2^{-9{,}605t}$$

d'où

$$A(t) = 1\,000 \cdot 2^{-0{,}1484t} + 33\,000 \cdot 2^{-9{,}6056t}.$$

d) La période T est le temps de demi-vie soit

$$A(T) = \frac{A(0)}{2}$$

$$A_1(T_1) = \frac{A_1(0)}{2} = \frac{A_{01}}{2} = 500$$

d'où $$1\,000 \cdot 2^{-0,1484T_1} = 500$$

et $$2 \cdot 2^{-0,1484T_1} = 1 = 2^0$$

ou encore $$2^{-0,1484T_1} = 2^{-1}.$$

On en tire $T_1 = \dfrac{1}{0,1484} = 6,7385$ h.

De même pour T_2 :

$$A_2(T_2) = \frac{A_{02}}{2}$$

$$2^{-9,6056T_2} = \frac{1}{2} = 2^{-1}$$

$$T_2 = \frac{1}{9,6056} = 0,1041 \text{ h.}$$

---

7. Résolution succincte du problème.

a) La solution de $\dfrac{dN}{dt} = K\,N(t)$ conduit à $\dfrac{dN}{N} = K\,dt$ ou $N = N_0\,e^{Kt}$ et le tableau des valeurs conduit à une droite sur papier semi-logarithmique (*fig. 12*).

b) $N_0 = N(0)$ s'obtient à l'intersection de la droite avec l'axe donnant $N(t)$: on lit $N(0) = 1\,200$ micro-organismes.

- Valeur de K : de la relation $N(t) = N_0\,e^{-Kt}$, on tire

$$\ln N(t) - \ln N_0 = Kt$$

et pour $t = 10$ heures on lit 13 400, d'où :

$$K = \frac{\ln 13\,400 - \ln 1\,200}{10} \sim 0,2413 \text{ heure}^{-1}$$

- Expression de $N(t)$ à l'aide d'une exponentielle de base 10 :
  $N(t) = N_0\ 10^{K_1 t}$ et K_1 se détermine par $K_1 = K \log_{10} e = 0,105$.

- Expression de $N(t)$ à l'aide d'une exponentielle de base 2 :

$$N(t) = N_0\,2^{K_2 t} \text{ et } K_2 = K \log_2 e = 0,348.$$

- Doublement du nombre de micro-organismes au bout du temps τ_1

$$N(\tau_1) = 2\,N_0 = N_0\,2^{0,348\,\tau_1}$$

d'où $$\tau_1 = \frac{1}{0,348} = 2,87 \text{ heures.}$$

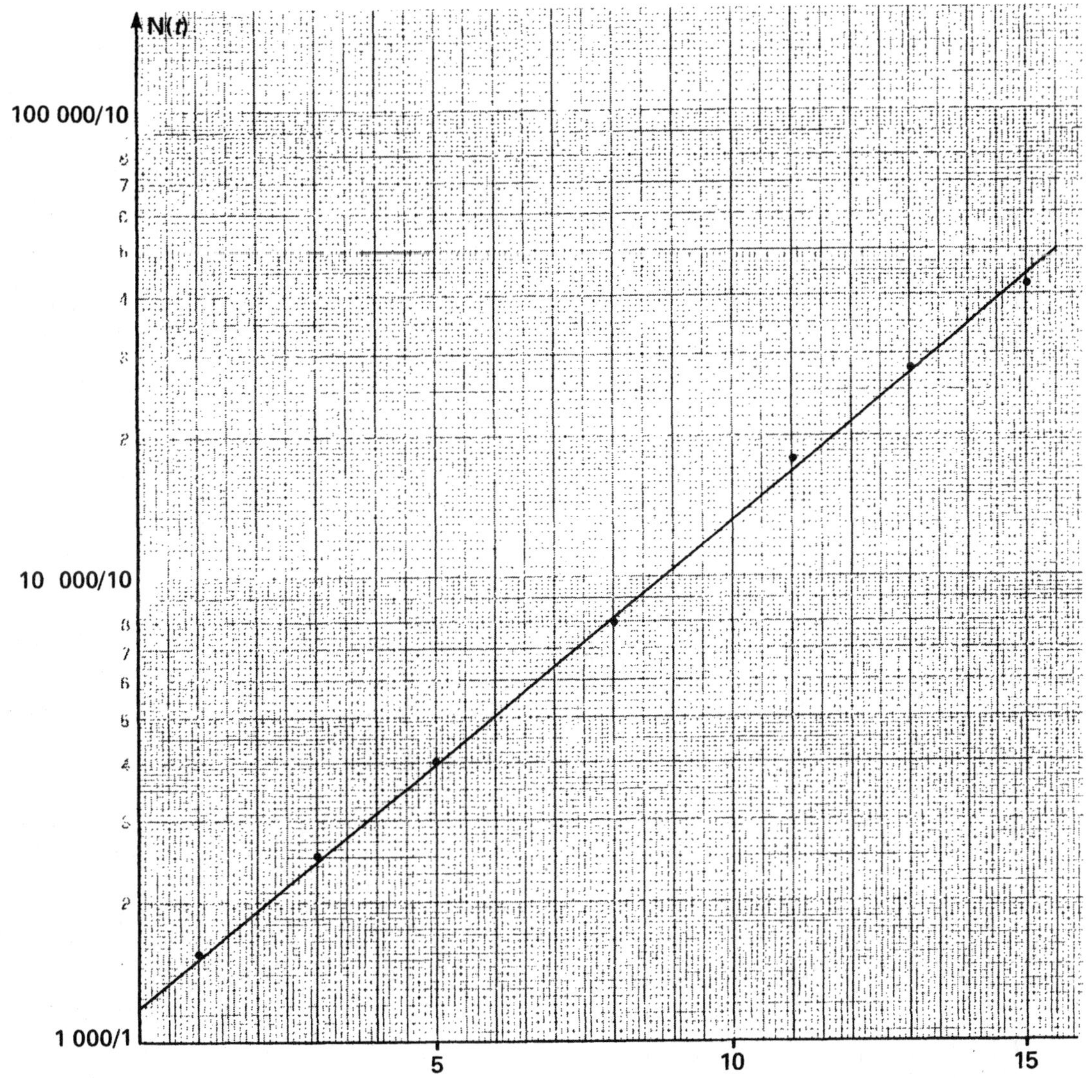

fig. 12.

- Décuplement du nombre de micro-organismes au bout du temps τ_2 :

$$N(\tau_2) = 10\ N_0 = N_0\ 10^{0,105\,\tau_2}$$

d'où
$$\tau_2 = \frac{1}{0,105} = 9,52 \text{ heures}$$

c) Vitesse d'accroissement donnée par $\dfrac{dN}{dt} = N_0\ K\ e^{Kt}$

Pour $t = 7$ heures on trouve facilement 1 570 germes/heure.

En effet $\left(\dfrac{dN}{dt}\right)_{t=7} = 1\ 200 \times 0,2413 \times e^{0,2413 \times 7} \simeq 1\ 570$ germes/heure et pour $t = 12$, on trouve $\left(\frac{dN}{dt}\right)_{t=12} \sim 5\,250$ germes/heure.

d) La valeur de $I = \int_0^2 t^2\, N(t)\, dt = N_0 \int_0^2 t^2\, e^{Kt}\, dt$ se calcule par parties (voir exercices traités dans le chapitre correspondant).

On trouve

$$I = N_0 \frac{e^{Kt}}{K}\left[t^2 - \frac{2t}{K} + \frac{2}{K^2}\right]_0^2 = 4\,560$$

---

8. 1) Tracé du graphe (fig. 13).

fig. 13.

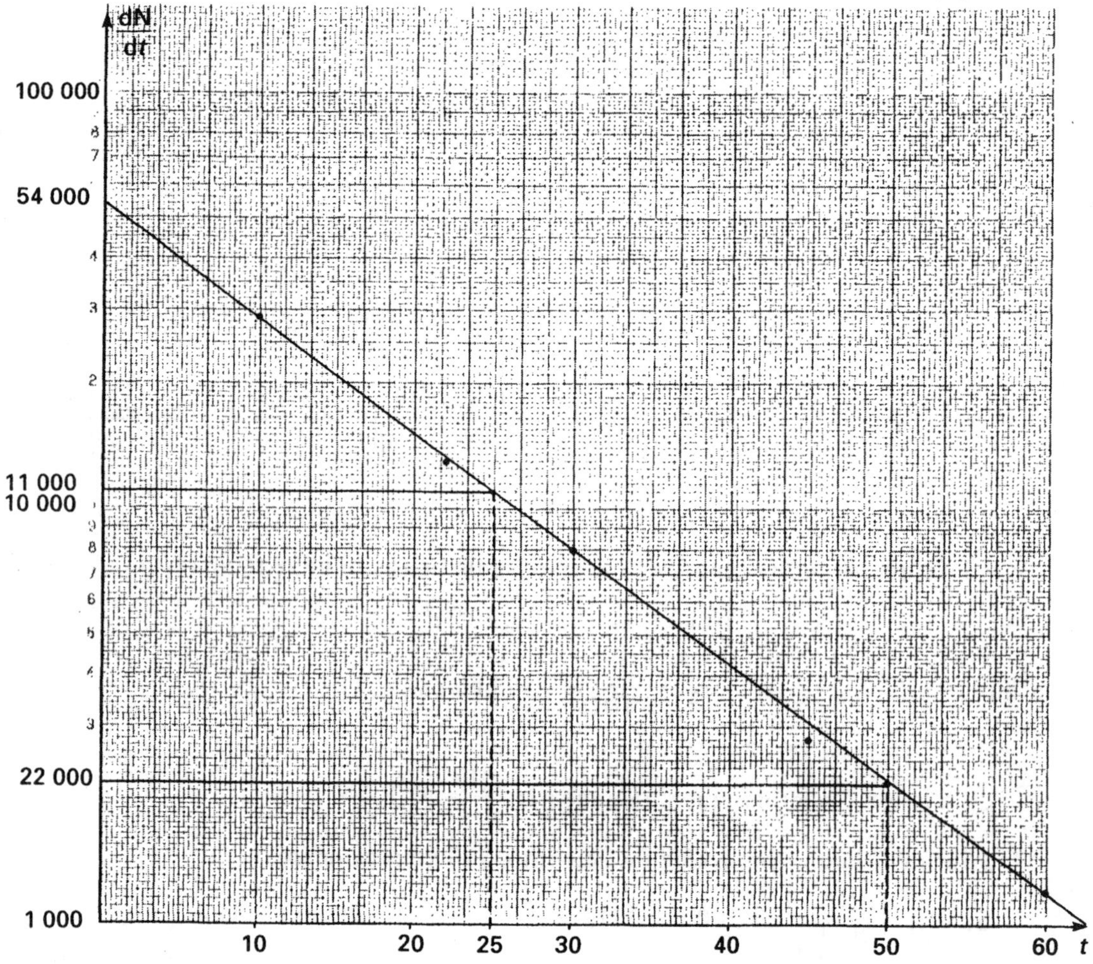

Le graphe de $\frac{dN}{dt}$ en fonction du temps étant une droite, $\frac{dN}{dt}$ est donc une fonction exponentielle décroissante du temps :

$$\frac{dN}{dt} = C\,e^{-\lambda t} \qquad \lambda > 0$$

2) Pour $t = 0$, $\frac{dN}{dt} = C$, valeur qu'on lit directement sur le graphe C = 54 000 a.d./j (atomes désintégrés par jour).

3) Pour avoir l'identification compléte de $N(t)$ il suffit d'effectuer le calcul de λ.

Or $$\ln \frac{dN}{dt} = \ln C - \lambda t \qquad (1)$$

Si on choisit deux valeurs distinctes sur le graphe, on élimine ln C :

$$\ln \frac{dN}{dt}(t_1) = \ln C - \lambda t_1$$

$$\ln \frac{dN}{dt}(t_2) = \ln C - \lambda t_2$$

on en tire

$$\lambda = \frac{\ln \frac{dN}{dt}(t_1) - \ln \frac{dN}{dt}(t_2)}{t_2 - t_1}$$

Pour $t_1 = 50$ et $t_2 = 25$ alors

$$\alpha = \frac{dN\,(t_1)}{dt} = 2\,200 \quad \text{et} \quad \beta = \frac{dN}{dt}(t_2) = 11\,000$$

et $$\ln \frac{\alpha}{\beta} = \ln \frac{1}{5}, \quad t_2 - t_1 = -25 \quad \text{et} \quad \lambda = \frac{\ln 5}{25} = 0{,}064\ \text{j}^{-1}.$$

L'expression (1) s'écrit encore

$$\frac{dN}{dt} = C\,e^{-\lambda t}$$

et en l'intégrant

$$\int_0^t \frac{dN}{dt} = -\frac{C}{\lambda}\left[e^{-\lambda t}\right]_0^t$$

$$= \frac{C}{\lambda}(1 - e^{-\lambda t})$$

avec C = 54 000 a.d/j et $\lambda = 0{,}064\ \text{j}^{-1}$.

La loi régissant $N(t)$ est donc

$$N(t) = 844\,000\,(1 - e^{-0{,}064\,t}).$$

La même loi en base 2 s'obtient en remarquant que $e = 2^{\log_2 e}$ d'où

$$N(t) = 844\,000\,[1 - (2^{\log_2 e})^{-0{,}064\,t}]$$
$$= 844\,000\,(1 - 2^{-0{,}092\,t})$$

Le nombre total d'atomes qui sera désintégré devant atteindre 844 000, la demi période T est le temps au terme duquel, le nombre d'atomes désintégrés est de 422 000.

Donc $N(T) = 422\,000$ d'où

$$422\,000 = 844\,000\,(1 - 2^{-0{,}092\,T})$$

ou
$$\frac{1}{2} = 1 - 2^{-0{,}092\,T}$$

soit
$$2^{-0{,}092\,T} = \frac{1}{2}$$

et en prenant de part et d'autre le $\log_2$, il reste : $-0{,}092\,T = -1$ soit

$$T = \frac{1}{0{,}092} = 10{,}86 \text{ jours.}$$

---

9. Rédaction succincte du problème.

1) Les formules donnant a et b conduisent à :

$$a = \frac{\Sigma\,xy - n\,\bar{x}\,\bar{y}}{\Sigma\,x^2 - n\,\bar{x}^2} = \frac{5332{,}5 - \dfrac{225.86}{4}}{19125 - \dfrac{(225)^2}{4}} = \frac{495}{6468{,}75} \sim 0{,}08 \text{ kg/l}$$

$$b = \bar{y} - a\bar{x} = \frac{1}{4}\,(\Sigma y - a\,\Sigma\,x) = 17$$

La somme des carrés des écarts $S_1 = \Sigma(y - ax - b)^2$ conduit à 1,86 mg/l.

2) Pour $y = c \log x + d$, les coefficients c et d sont obtenus pour les valeurs satisfaisant le système d'équations

$$\frac{\partial S_2}{\partial c} = \frac{\partial S_2}{\partial d} = 0$$

où $S_2 = \Sigma\,(y - c \log x - d)^2$

soit
$$\begin{cases} c\,\Sigma\,(\log x)^2 + d\,\Sigma\,\log x = \Sigma y \log x \\ c\,\Sigma\,\log x + nd = \Sigma y \end{cases}$$

et en remplaçant par les valeurs proposées

$$\begin{cases} 11{,}04989 \cdot c + 6{,}51055\, d = 144{,}19144 \\ 6{,}51055 \cdot c + 4\, d = 86 \end{cases}$$

En arrondissant on trouve

$$c = 9{,}3 \text{ kg/l} \qquad \text{et} \qquad d = 6{,}4 \text{ mg/l}$$

La valeur de $S_2 = \sum_{i=1}^{4} (y_i - c \log x_i - d) = 0{,}3.$

3) En portant les différents points sur un papier semi-logarithmique, le calcul de l'écart moyen entre les valeurs expérimentales et théoriques conduit au choix de la représentation n° 2, soit

$$y = c \log x + d$$

4) Tout médicament deux fois plus actif sera régi par une loi telle que l'effet sera le même pour une dose moitié.

Supposons que la relation liant y_2 à x_2 soit de la forme

$$y_2 = c' \log x_2 + d'$$

pour $x_2 = \dfrac{x_1}{2}$ on a $y_2 = y_1$

$$c \log_{10} x_1 + d = c' \log_{10} \frac{x_1}{2} + d'.$$

Pour $x_1 = 1$ et $x_1 = 2$ on obtient les 2 équations

$$\begin{cases} d = c' \log_{10} \dfrac{1}{2} + d' = -\, c' \log_{10} 2 + d' \\ c \log_{10} 2 + d = d' \end{cases}$$

on en tire

$$c = c' \qquad \text{et} \qquad d' = 6{,}4 + 9{,}3 \log_{10} 2$$

soit

$$d' \simeq 9{,}20$$

$$\boxed{y_2 = 9{,}3 \log x_2 + 9{,}20}$$

CHAPITRE 11

ÉLÉMENTS D'ALGÈBRE LINÉAIRE

• ESPACES VECTORIELS

L'ensemble E a une structure d'espace vectoriel sur K si on a défini sur E :

– une loi interne notée + possédant les propriétés suivantes :

• elle est associative

$$V_1 + (V_2 + V_3) = (V_1 + V_2) + V_3, \quad \forall V_1, V_2, V_3 \in E$$

• elle est commutative

$$V_1 + V_2 = V_2 + V_1$$

• elle possède un élément neutre (noté 0) vérifiant

$$V + 0 = 0 + V = V \quad \forall V \in E$$

• à tout élément V correspond un opposé V′ vérifiant

$$V + V' = V' + V = 0$$

– une loi externe notée · vérifiant

• $$\lambda \cdot (\mu V) = (\lambda\mu) \cdot V \quad \lambda, \mu \in K \quad V \in E$$

elle est associative relativement à la multiplication des scalaires

• $$(\lambda + \mu) \cdot V = \lambda \cdot V + \mu \cdot V$$

elle est distributive relativement à l'addition des scalaires

• $$\lambda \cdot (V_1 + V_2) = \lambda \cdot V_1 + \lambda \cdot V_2$$

elle est distributive relativement à l'addition vectorielle

$$1 \cdot V = V.$$

• Sous-espace vectoriel

Si $F \subset E$ et si $V_1 \in F$ et $V_2 \in F$, alors $V_1 + V_2 \in F$.

Si $\forall \lambda \in K$ et $V_1 \in F$, alors $\lambda V_1 \in F$.

F est un sous-espace vectoriel de E.

- **Indépendances linéaires**

$X_1, X_2, ..., X_p \in E$ étant p vecteurs appartenant à l'espace vectoriel E, ils forment un système de vecteurs linéairement indépendants, ou un système libre d'ordre p si :

$$\lambda_1 X_1 + \lambda_2 X_2 + ... + \lambda_p X_p = 0 \Rightarrow \lambda_1 = \lambda_2 = ... = \lambda_p = 0.$$

Ils forment un système lié si on peut trouver des λ_i non tous nuls tels que $\sum_1^p \lambda_i X_i = 0$.

- **Dimension d'un espace vectoriel**

C'est l'ordre maximum n de ses vecteurs linéairement indépendants.

- **Base d'un espace vectoriel**

C'est tout système libre d'ordre n.

Si $e_1, e_2, e_3 ..., e_n$ est une base de E (on dit aussi famille libre de générateurs de E), alors tout vecteur X de E admet une décomposition unique suivant cette base :

$$X = \sum_1^n x_i e_i$$

où les x_i sont les coordonnées de X.

- **Applications linéaires**

E et F étant deux espaces vectoriels une application linéaire φ de E dans F vérifie

$$\varphi(X_1 + X_2) = \varphi(X_1) + \varphi(X_2) \quad \forall X_1, X_2 \in E$$
$$\varphi(\lambda X) = \lambda\varphi(X) \quad \forall X \in E.$$

- **Le noyau de φ** (ou Ker φ) est un sous-espace de E : c'est l'ensemble des éléments de E dont l'image par φ est l'élément nul de F

$$u \in \text{Ker } \varphi \Leftrightarrow \varphi(u) = 0.$$

- **L'image de φ** (ou Im φ) est un sous-espace de F .

C'est l'ensemble des éléments de F qui sont images par φ des vecteurs de E

$$v \in \text{Im } \varphi \Leftrightarrow \exists u \in E \quad \text{tel que} \quad \varphi(u) = v.$$

Si E est dimension finie, alors

$$\dim(\text{Im } \varphi) + \dim(\text{Ker } \varphi) = \dim(E).$$

Si $e_1, e_2, ..., e_n$ engendrent E alors $f(e_1), f(e_2), ..., f(e_n)$ engendrent Im φ.

- **Opérateur linéaire**

C'est une application linéaire d'un espace vectoriel dans lui-même.

MATRICES

- Une matrice A(n, p) est un tableau rectangulaire de coefficients a_{ij} noté A = $\|a_{ij}\|$, de n lignes et p colonnes.
  i indice de ligne varie de 1 à n,
  j indice de colonne varie de 1 à p.

- **Égalité de deux matrices**

A = $\|a_{ij}\|$ et B = $\|b_{ij}\|$ sont égales si $a_{ij} = b_{ij}$ $\forall i, j$.

- **Somme de deux matrices**

C = A + B est définie par $c_{ij} = a_{ij} + b_{ij}$.

- **Produit de deux matrices**

C = A · B n'est défini que si le nombre de lignes de B est égal au nombre de colonnes de A. Alors C est définie par

$$\boxed{c_{ij} = \sum_{l=1}^{l=p} a_{il} b_{lj}}$$

qui est la somme des produits $a_{il}b_{lj}$ lorsque l prend toutes les valeurs entières possibles entre 1 et p. C'est le produit scalaire de $A_{.l} = (a_{.l}, a_{2l}, \ldots, a_{pl})$ par le vecteur $B_{l.} = b_{l1}, b_{l2}, \ldots, b_{lp})$.

- **Matrice Unité I d'ordre *n***

C'est une matrice carrée qui est constituée de 1 sur sa diagonale principale et de 0 partout ailleurs.

Sa propriété caractéristique :

Quelle que soit la matrice carrée X d'ordre n

$$I \cdot X = X \cdot I = X.$$

C'est l'élément neutre pour la multiplication des matrices carrées d'ordre n.

- **Rang d'une matrice**

C'est le nombre maximum de vecteurs colonnes indépendants, ou le nombre maximum de vecteurs lignes indépendants.

- **Matrice inverse**

La matrice B qui vérifie l'égalité

$$A \cdot B = I$$

est la matrice inverse de A. On la note A^{-1}.

Si A est carrée et si A^{-1} existe

$$\boxed{A^{-1}A = AA^{-1} = I}$$

- **Matrice d'une application linéaire**

Si $(e_1, e_2, ..., e_n)$ est une base de E et $(f_1, f_2, ..., f_p)$ est une base de F l'application linéaire φ est définie par une matrice A à p lignes et n colonnes, où la colonne de rang j est constituée des coordonnées de $\varphi(e_j)$ dans la base $(f_1, f_2, ..., f_p)$:

$$\begin{array}{l} \varphi(e_1) = a_{11}f_1 + a_{12}f_2 + ... + a_{1p}f_p \\ \varphi(e_2) = a_{21}f_1 + a_{22}f_2 + ... + a_{2p}f_p \\ \vdots \\ \varphi(e_n) = a_{n1}f_1 + a_{n2}f_2 + ... + a_{np}f_p \end{array} \qquad A = \begin{pmatrix} a_{11} & a_{12} \dots a_{1p} \\ a_{21} & a_{22} \dots a_{2p} \\ \vdots & \vdots \\ a_{n1} & a_{n2} \dots a_{np} \end{pmatrix}$$

la matrice A n'est pas indépendante des bases choisies dans E et F.

- **Opérations sur les applications linéaires**

Somme

$$(\varphi + \psi)(u) = \varphi(u) + \psi(u)$$

la matrice associée à l'application linéaire

$$f = \varphi + \psi$$

est la somme A + B des matrices A et B associées aux applications φ et ψ donc de terme général $a_{ij} + b_{ij}$.

Multiplication par un scalaire

$$(\lambda \cdot \varphi)(u) = \lambda \cdot \varphi(u)$$

sa matrice est $\lambda \cdot A$ (de terme général λa_{ij}), et est le produit par λ de la matrice A.

Composition de deux applications linéaires

Si E, F, G sont trois espaces vectoriels

φ une application linéaire de E dans F

ψ une application linéaire de F dans G.

Alors $(\psi \circ \varphi)(u)$ est une application linéaire de E dans G définie par $(\psi \circ \varphi)(u) = \psi(\varphi(u))$

$$u \in \mathrm{E} \xrightarrow{\varphi} v = \varphi(u) \in \mathrm{F} \xrightarrow{\psi} w = \psi(v).$$

Si E est de dimension n et a pour base $e_1, e_2, \dots e_n$
F est de dimension p et a pour base $f_1, f_2, \dots f_p$
G est de dimension q et a pour base $g_1, g_2, \dots g_q$

alors la matrice C de l'application linéaire composée $\psi \circ \varphi$ est la matrice produit de la matrice B de l'application ψ par la matrice A de l'application φ.

$$\text{Si} \qquad \mathrm{A} = \begin{pmatrix} a_{11} & a_{12} \dots a_{1n} \\ a_{21} & a_{22} \dots a_{2n} \\ \dots & \dots \; \dots \; \dots \\ a_{p1} & \dots \; a_{pn} \end{pmatrix} \qquad \mathrm{B} = \begin{pmatrix} b_{11} & b_{12} \dots b_{1p} \\ b_{21} & b_{22} \dots b_{2p} \\ \dots & \dots \; \dots \; \dots \\ b_{q1} & b_{q2} \dots b_{qp} \end{pmatrix}$$

alors le terme général de la matrice C qui a n lignes et q colonnes est

$$c_{ij} = \sum_{k=1}^{k=p} b_{ik} a_{kj}$$

il s'obtient en effectuant de gauche à droite la multiplication ligne par colonne selon le schéma ci-dessous

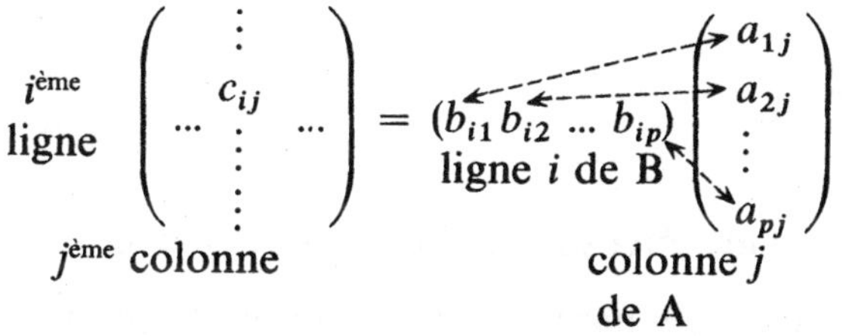

- **Matrice de changement de base**

Si X et X′ sont les colonnes des composantes d'un vecteur par rapport aux bases $(\mathcal{B})$ et $(\mathcal{B}')$, la matrice de passage P de X à X′

$$\mathrm{X} = \mathrm{PX}'$$

a pour colonnes les composantes de vecteurs de la nouvelle base $(\mathcal{B}')$ par rapport à la base $(\mathcal{B})$.

On a aussi

$$\mathrm{X}' = \mathrm{P}^{-1}\mathrm{X}.$$

Si $\mathrm{Y} = \mathrm{AX}$, $\mathrm{Y}' = (\mathrm{P}^{-1}\mathrm{AP})\mathrm{X}'$.

- **Matrices semblables**

A et B sont des matrices semblables s'il existe une matrice P inversible telle que

$$B = P^{-1}AP$$

A et B traduisent la même application.

• Déterminant d'ordre 2

Il a la forme $\Delta = \begin{vmatrix} a_{11} & a_{12} \\ a_{21} & a_{22} \end{vmatrix}$ et vaut $a_{11}a_{22} - a_{12}a_{21}$.

• Déterminant d'ordre 3

Il a la forme $\begin{vmatrix} a_{11} & a_{12} & a_{13} \\ a_{21} & a_{22} & a_{23} \\ a_{31} & a_{32} & a_{33} \end{vmatrix}$ et vaut $(\overrightarrow{A_1}, \overrightarrow{A_2}, \overrightarrow{A_3})$ produit mixte des trois vecteurs colonnes $\overrightarrow{A_1}, \overrightarrow{A_2}, \overrightarrow{A_3}$. (voir chap. 6).

• Mineur M_{ij} de a_{ij}

C'est le déterminant obtenu en supprimant la i-ème ligne et la j-ième colonne contenant a_{ij}.

• Cofacteur C_{ij} de a_{ij}

C'est $(-1)^{i+j}M_{ij}$.

• Développement d'un déterminant d'ordre quelconque

La valeur d'un déterminant est par définition la somme $\Sigma\, a_{ij}C_{ij}$, somme des produits des éléments de l'une quelconque de ses colonnes (ou de ses lignes) par leurs cofacteurs respectifs.

• Propriétés des déterminants

• Multiplier par un même facteur λ tous les éléments d'une même ligne ou d'une même colonne d'un déterminant revient à multiplier la valeur de ce déterminant par λ.

• Tout déterminant ayant deux de ses lignes (ou deux de ses colonnes) égales ou proportionnelles est nul.

• On ne change pas la valeur d'un déterminant en ajoutant aux éléments d'une ligne (ou d'une colonne) les quantités proportionnelles aux éléments correspondants des autres lignes (ou colonnes).

• Condition d'indépendance de n vecteurs $\overrightarrow{A_1}, \overrightarrow{A_2}, ..., \overrightarrow{A_n}$

$$\text{dét}\,(\overrightarrow{A_1}, \overrightarrow{A_2}, ..., \overrightarrow{A_n}) \neq 0.$$

RÉSOLUTION DES SYSTÈMES LINÉAIRES

Une équation linéaire à n inconnues est de la forme :

$$a_{11}x_1 + a_{12}x_2 + \dots \quad + a_{1n}x_n = b_1$$

où a_{11}, a_{12}, ... a_{1n} et b_1 sont des constantes.

Un système de p équations à n inconnues a la forme suivante :

$$\begin{cases} a_{11}\ x_1 + a_{12}\ x_2 + \dots + a_{1n}\ x_n = b_1 & (E_1) \\ a_{21}\ x_1 + a_{22}\ x_2 + \dots + a_{2n}\ x_n = b_2 & (E_2) \\ \vdots \\ a_{p1}\ x_1 + a_{p2}\ x_2 + \dots + a_{pn}\ x_n = b_p & (E_p) \end{cases}$$

l'écriture matricielle du système précédent est :

$$A \cdot X = B$$

où $A = \begin{pmatrix} a_{11} & a_{12} & \dots & a_{1n} \\ a_{21} & a_{22} & \dots & a_{2n} \\ \vdots \\ a_{p1} & a_{p2} & \dots & a_{pn} \end{pmatrix}$ est la matrice des coefficients

$X = \begin{pmatrix} x_1 \\ x_2 \\ \vdots \\ x_n \end{pmatrix}$ le vecteur des inconnues et $B = \begin{pmatrix} b_1 \\ b_2 \\ \vdots \\ b_p \end{pmatrix}$ celui des seconds membres

Résoudre le système consiste à identifier X, ou les n valeurs x_1, x_2, ... x_n.

Un système d'équations n'ayant aucune solution est dit impossible.

Un système ayant une infinité de solutions est dit indéterminé.

Quand tous les b_i sont nuls, le système est dit homogène et admet au moins la solution triviale $x_1 = x_2 = \dots = x_n = 0$.

Deux systèmes d'équations sont dits équivalents s'ils ont le même ensemble de solutions.

OPÉRATIONS ÉLÉMENTAIRES SUR LES LIGNES D'UN SYSTÈME D'ÉQUATIONS

Etant donné un système d'équations S on obtient un système équivalent en effectuant l'une quelconque des opérations suivantes :

$\alpha L_i \rightarrow L_i$: multiplication de la ligne L_i par $\alpha \neq 0$

$L_i + \lambda L_j \rightarrow L_i$: remplacement de la ligne L_i par $L_i + \lambda L_j$, somme des termes de la ligne L_i et de ceux de la ligne L_j multipliés par λ. Et en composant les deux opérations précédentes : $\alpha L_i + \lambda L_j \rightarrow L_i$.

Ces opérations élémentaires sont dites « combinaisons linéaires ». Il est évident que toute solution satisfaisant l'équation désignée par E_i que constitue la ligne L_i du système, sera également solution de l'équation obtenue par l'une des opérations de remplacement ci-dessus évoquée.

Ces opérations élémentaires font passer d'un système à un système équivalent, donc possédant les mêmes solutions, mais éventuellement plus facile à résoudre.

On peut en effet effectuer des combinaisons linéaires pour obtenir un nouveau système d'équations où :

x_1 ne figurera pas dans la 2e équation.

x_1 et x_2 ne figureront pas dans la 3e équation, etc.

Dans le cas d'un système de n équations à n inconnues, en procédant comme indiqué ci-dessus, toutes les variables autres que x_n disparaîtront de la dernière équation.

En d'autres termes le but des combinaisons linéaires est de passer d'une matrice de coefficients « carrée » à une matrice dite « triangulaire supérieure » c'est-à-dire où tous les termes au-dessous de la diagonale principale sont nuls :

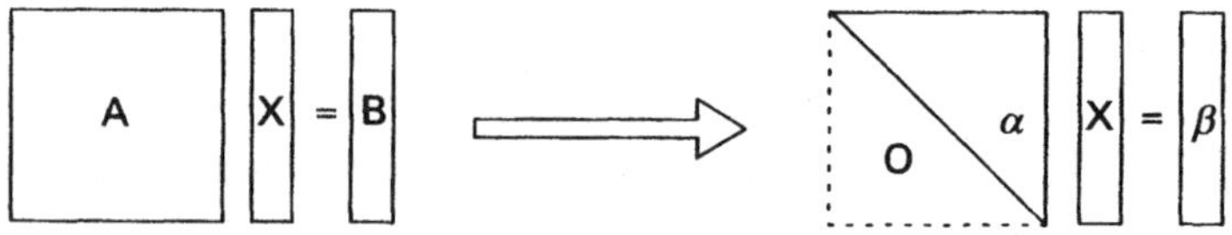

Nous pouvons toujours supposer que le système a été ordonné de telle sorte que $a_{11} \neq 0$ (il existe au moins une équation du système (I) où le coefficient de x_1 est différent de 0).

Considérons maintenant la i-ième équation du système (I).

$$a_{i1}\ x_1 + a_{i2}\ x_2 + \dots + a_{in}\ x_n = b_i \qquad (E_i)$$

— Si $a_{i1} = 0$, gardons cette équation telle que dans le système (II).

— Si $a_{i1} \neq 0$, faisons disparaître le terme en x_1, et pour cela remplaçons cette équation (E_i) par la combinaison linéaire

$$-\frac{a_{11}}{a_{i1}}(E_i) + (E_1)$$

Le terme en x_1 devient en effet $-\frac{a_{11}}{a_{i1}} \cdot a_{i1}\ x_1 + a_{11}\ x_1 = 0$ alors que le second membre devient :

$$-\frac{a_{11}}{a_{i1}}\ b_i + b_1$$

En opérant ainsi pour toutes les équations autres que la 1re nous obtenons un système (II) équivalent à (I).

$$\begin{array}{l} a_{11}x_1 + a_{12}x_2 + \cdots + a_{1n}x_n = b_1 \\ \hline 0 \quad \boxed{\begin{array}{l} + a'_{22}x_2 + \cdots + a'_{2n}x_n = b'_2 \\ + a'_{32}x_2 + \cdots + a'_{3n}x_n = b'_3 \\ \vdots \\ + a'_{n2}x_2 + \cdots + a'_{nn}x_n = b'_n \end{array}} \end{array} \qquad \text{(II)}$$

En isolant la première ligne de (II) on peut recommencer l'opération jusqu'à annuler tous les termes situés en dessous de $a'_{22}x_2$ dans le nouveau tableau et ainsi de suite.

Au terme de ces combinaisons, le système prendra la forme suivante :

$$\begin{array}{llllll} \alpha_{11}x_1 + & \alpha_{12}x_2 + & \cdots\cdots\cdots & + & \alpha_{1n}x_n & = \beta_1 \\ 0 & \alpha_{22}x_2 + & \cdots\cdots\cdots & + & \alpha_{2n}x_n & = \beta_2 \\ \cdot & 0 & \alpha_{33}x_3 + \cdots\cdots & + & \alpha_{3n}x_n & = \beta_n \\ \cdot & \cdot & 0 & & \cdot & \cdot \\ \cdot & \cdot & \cdot & & \cdot & \cdot \\ \cdot & \cdot & \cdot & & \cdot & \cdot \\ \cdot & \cdot & \cdot & & \cdot & \cdot \\ \cdot & \cdot & \cdot & & \cdot & \cdot \\ 0 & 0 & 0 \cdots \alpha_{n-1,n-1}x_{n-1} & + & \alpha_{n-1,n}x_n & = \beta_{n-1} \\ 0 & 0 & 0 \qquad 0 & & \alpha_{n,n}\ x_n & = \beta_n \end{array}$$

Si $\alpha_{nn} = 0$ et $\beta_n = 0$, x_n est indéterminé et x_{n-1} s'exprimera en fonction de x_n.

Si $\alpha_{nn} = 0$ et $\beta_n \neq 0$ le système est impossible.

Si $\alpha_{nn} \neq 0$ on tire x_n de la dernière équation, et cela nous permet de résoudre l'avant-dernière équation, et ainsi de suite.

(*Cf.* exercices n° 8 et 17).

Cette méthode permet également de résoudre un système de p équations à n inconnues avec $n > p$.

S'il y a une solution, elle s'exprimera en fonction de $n - p$ inconnues auxquelles on peut donner différentes valeurs arbitraires.

Ainsi pour le système

$$\begin{cases} x + 2y - 2z + 3t = 2 \\ 2x + 4y - 3z + 4t = 5 \\ 5x + 10y - 8z + 11t = 12 \end{cases}$$

$$\begin{array}{l} L_1 \\ L_2 - 2L_1 \to L_2 \\ L_3 - 5L_1 \to L_3 \end{array} \Rightarrow \begin{cases} x + 2y - 2z + 3t = 2 \\ \qquad\qquad z - 2t = 1 \\ \qquad\quad 2z - 4t = 2 \end{cases}$$

Les deux dernières équations obtenues étant identiques le système se réduit à

$$\begin{cases} x + 2y - 2z + 3t = 2 \\ \qquad\quad z - 2t = 1 \end{cases}$$

Il y aura donc une infinité de solutions obtenues en donnant à deux des variables y et z par exemple des valeurs arbitraires.

Cette méthode générale due à Gauss, encore appelée du « **système échelonné équivalent** », permet de résoudre un système d'équations.

Elle conduit également à la matrice A^{-1} inverse de la matrice A des coefficients.

La suite des combinaisons linéaires effectuées sur A pour la transformer en matrice unité sont celles qui transformeront la matrice unité en A^{-1} (*cf.* exercices n° 16, 18, 20).

Il suffit d'opérer simultanément sur A et I : lorsque I est obtenu à partir de A alors A^{-1} est obtenu à partir de I, si A est inversible.

On peut également résoudre un système d'équations grâce au calcul des déterminants lorsque le nombre d'inconnues est de l'ordre de 3 ou 4 (*cf.* exercices n° 12, 13 et 14).

1) Résolution du système linéaire du troisième ordre

$$\overrightarrow{A_1}\,x + \overrightarrow{A_2}\,y + \overrightarrow{A_3}\,z = \overrightarrow{B}.$$

Si $\Delta = (\overrightarrow{A_1}, \overrightarrow{A_2}, \overrightarrow{A_3}) \neq 0$ le système est de Cramer.

- **Règle de Cramer**

$$x = \frac{(\overrightarrow{B}, \overrightarrow{A_2}, \overrightarrow{A_3})}{\Delta} \qquad y = \frac{(\overrightarrow{A_1}, \overrightarrow{B}, \overrightarrow{A_3})}{\Delta} \qquad z = \frac{(\overrightarrow{A_1}, \overrightarrow{A_2}, \overrightarrow{B})}{\Delta}$$

— le dénominateur est le déterminant Δ du système ou produit mixte $(\overrightarrow{A_1}, \overrightarrow{A_2}, \overrightarrow{A_3})$,

— le numérateur est le déterminant obtenu en remplaçant dans Δ les coefficients de l'inconnue par les termes du second membre.

Si $\Delta = 0$ et que l'un au moins des mineurs d'ordre 2 est différent de 0, on est ramené à un système de Cramer permettant d'exprimer deux des inconnues en fonction de la troisième :

a) si $(\overrightarrow{A_1}, \overrightarrow{A_2}, \overrightarrow{B}) \neq 0$ le système est impossible,

b) si $(\overrightarrow{A_1}, \overrightarrow{A_2}, \overrightarrow{B}) = 0$ le système est indéterminé.

2) Résolution des systèmes d'ordre quelconque

De même pour un système de Cramer de n équations à n inconnues dont le déterminant des coefficients $\Delta \neq 0$ on a

$$x_i = \frac{\Delta_i}{\Delta}$$

où Δ_i est le déterminant déduit du déterminant Δ du système en remplaçant les coefficients de x_i par les seconds membres $b_1, b_2, ..., b_n$.

• **Vecteurs propres**

Si f est une application linéaire de E dans lui-même ou endomorphisme, X est vecteur propre de f si

$$f(X) = \lambda X$$

λ est appelé valeur propre.

Si A est la matrice associée à f

$$AX = \lambda X.$$

alors $(A - \lambda I)\,X = 0$ conduit à affirmer que $\det(A - \lambda I) = 0$; c'est l'équation caractéristique dont les racines sont les n valeurs propres.

• **Diagonalisation d'une matrice**

Toute matrice carrée A ayant n vecteurs propres indépendants est semblable à une matrice diagonale formée par les valeurs propres correspondantes.

• Un système de n équations différentielles linéaires du premier ordre à coefficients constants peut s'écrire sous forme matricielle

$$\frac{dX}{dt} = AX + \Phi \qquad (1)$$

ou, par un changement de base convenable, s'il est possible,

$$\frac{dY}{dt} = DY + \Psi \qquad (2)$$

où D est une **matrice** diagonale.

(2) se résout sous forme d'équations indépendantes comportant chacune une seule fonction inconnue, puis on a $X = PY$, P étant la **matrice de changement de base.**

EXERCICES

ÉNONCÉS

1. Soient les vecteurs de l'espace $\mathbb{R}^3$, rapporté à sa base usuelle :

$$V_1 = (1, 2, 3)$$
$$V_2 = (2, 4, 6)$$
$$V_3 = (2, -1, 0).$$

Former les produits scalaires deux à deux de ces vecteurs. Faire quelques remarques géométriques. Forment-ils une base de $\mathbb{R}^3$?

2. On considère l'ensemble $\mathcal{P}_n$ des polynômes de degré $\leqslant n$; montrer que c'est un espace vectoriel et que $\{1, x, x^2, ..., x^n\}$ ainsi que $\{1, x-1, (x-1)^2, ..., (x-1)^n\}$ constituent deux bases de $\mathcal{P}_n$.

3. Soit $\mathcal{A}$ le sous-espace de $\mathbb{R}^3$ défini par

$$\mathcal{A} = \{(x, y, z)/x + y + z = 0\}$$

Trouver une base de $\mathcal{A}$ et sa dimension.

4. Peut-on déterminer x et $y \in \mathbb{R}$ de façon que le vecteur $\alpha = (-2, x, y, 3)$ appartienne au sous-espace engendré, dans $\mathbb{R}^4$, par

$$e_1 = (1, -1, 1, 2) \quad \text{et} \quad e_2 = (-1, 2, 3, 1)\ ?$$

5. Soient les matrices

$$A = \begin{pmatrix} 1 & 3 & 2 & 3 \\ 2 & -1 & 1 & -3 \\ 5 & 0 & 4 & -2 \end{pmatrix} \quad \text{et} \quad B = \begin{pmatrix} 2 & 3 & 4 \\ 3 & 1 & -1 \\ 4 & -1 & 0 \end{pmatrix}$$

et le vecteur colonne $(1 \quad -1 \quad 2)$.

Par convention

$$v = \begin{pmatrix} 1 \\ -1 \\ 2 \end{pmatrix} \quad \text{et} \quad \tilde{v} = (1 \ -1 \ 2)$$

sont transposés l'un de l'autre.

De même $\tilde{A}$ et $\tilde{B}$ sont les transposés de A et B.

a) Calculer $\tilde{v}A$ et $\tilde{A}v$.

b) Calculer BA et $\tilde{A}\tilde{B}$.

c) Calculer Bv et $\tilde{v}\tilde{B}$.

Dans les trois résultats, que peut-on remarquer?

6. Soient les matrices

$$A = \begin{pmatrix} 1 & 2 & 3 \\ 0 & 3 & 0 \end{pmatrix}$$

$$B = \begin{pmatrix} 0 & -2 & -3 \\ 1 & 2 & 3 \end{pmatrix}.$$

a) Calculer A + B, A − B, 4A + 3B.

b) Calculer les produits $\tilde{A}B$ et $\tilde{B}A$, $\tilde{A}$ et $\tilde{B}$ désignant les matrices transposées de A et B(*).

c) Peut-on faire le produit AB?

(*) La matrice $\tilde{A}$ transposée de A, s'obtient en changeant les lignes en colonnes, les colonnes en lignes.

7. On donne la matrice $A = \begin{pmatrix} 1 & -2 & -6 \\ -3 & 2 & 9 \\ 2 & 0 & -3 \end{pmatrix}$

Montrer que :

1) $A^{2k+1} = A, \qquad \forall k \in \mathbb{R}_+.$

2) A n'est pas inversible.

8. Résoudre le système suivant par la méthode de Gauss :

$$\left.\begin{array}{ll} E_1 & x + y + z = 0 \\ E_2 & 5x + 4y + 3z = 0 \\ E_3 & 6x + 3y + 2z = 1 \end{array}\right\} \quad (I)$$

9. Résoudre et discuter suivant les valeurs du paramètre m le système :

$$\left.\begin{array}{ll} (E_1) & x - y + z = m \\ (E_2) & x + my + z = 1 \\ (E_3) & x + y + mz = 1 \end{array}\right\} \quad (I)$$

10. Résoudre le système d'équations linéaires

$$\begin{cases} x + 3y + 5z = 10 \\ 10x + 12y + 11z = 2 \\ 2y + 7z = 5 \end{cases}$$

par la méthode de Cramer.

11. Résoudre le système homogène :

$$\begin{cases} x + 3y - 2z = 0 \\ x - 8y + 8z = 0 \\ 3x - 2y + 4z = 0 \end{cases}$$

12. Résoudre par la méthode de Cramer le système :

$$\begin{cases} 2x + y - 2z = 10 \\ 3x + 2y + 2z = 1 \\ 5x + 4y + 3z = 4 \end{cases}$$

13. Résoudre et discuter le système

$$\begin{cases} ax + by + z = 1 \\ x + aby + z = b. \\ x + by + az = 1 \end{cases}$$

14. Calculer les trois déterminants

$$A = \begin{vmatrix} 1 & a & a^2 \\ 1 & b & b^2 \\ 1 & c & c^2 \end{vmatrix}, \quad B = \begin{vmatrix} 1 & a & a^3 \\ 1 & b & b^3 \\ 1 & c & c^3 \end{vmatrix}, \quad C = \begin{vmatrix} 1 & a^2 & a^3 \\ 1 & b^2 & b^3 \\ 1 & c^2 & c^3 \end{vmatrix}$$

et en déduire la résolution du système

$$\begin{aligned} x + ay + a^2z + a^3 &= 0 \\ x + by + b^3z + b^3 &= 0 \\ x + cy + c^2z + c^3 &= 0 \end{aligned}$$

a, b et c désignant des nombres distincts.

15. Les trois vecteurs

$$x = (6, -4, 1, 3) \quad y = (-4, 8, 7, 3) \quad z = (1, 2, 4, 4)$$

de $\mathbb{R}^4$ sont-ils indépendants ?

16. On donne le système

$$\left.\begin{array}{ll} (E_1) & 2x + y + 3z = 12 \\ (E_2) & 3x + 2y + 4z = 16 \\ (E_3) & x + 2y - z = -3 \end{array}\right\}$$

Le résoudre en déterminant la matrice inverse de la matrice des coefficients.

17. On donne la matrice $A = \begin{pmatrix} 4 & -2 & 1 \\ 2 & -1 & 2 \\ -1 & 2 & 2 \end{pmatrix}$

Montrer qu'elle est inversible et calculer A^{-1}.

18. Utiliser la méthode de Gauss (ou du système échelonné équivalent) pour résoudre le système :

$$\begin{cases} x + 2y - z + t = 6 \\ x - 3y - 3z + 2t = -6 \\ 4x - y - z - t = -5 \\ 3x + 7y - 5z - \dfrac{t}{2} = 0 \end{cases}$$

19. Résoudre le système

$$\begin{cases} 3x + 5y + 9z = 48 \\ 2x + 3y + 4z = 23 \\ x + y + z = 6 \end{cases}$$

20. Quelle est la matrice inverse de

$$M = \begin{pmatrix} 2 & 1 & 3 \\ 3 & 2 & 4 \\ 1 & 2 & -1 \end{pmatrix}$$

21. Quels sont les valeurs propres et les vecteurs propres de la matrice

$$A = \begin{pmatrix} 4 & 2 \\ 1 & 3 \end{pmatrix}$$

22. Quels sont les valeurs propres et les vecteurs propres de la matrice

$$M = \begin{pmatrix} 1 & 1 & 1 \\ 0 & 2 & 1 \\ 0 & 0 & 3 \end{pmatrix}$$

23. On donne la matrice carrée

$$M = \begin{pmatrix} 1+a & 1-a \\ 1-a & 1+a \end{pmatrix}.$$

Quand cette matrice est-elle régulière? Former l'équation aux valeurs propres que l'on calculera et déterminer les vecteurs propres correspondants.

SOLUTIONS

1.

$$V_1 \cdot V_2 = (1\ 2\ 3) \begin{pmatrix} 2 \\ 4 \\ 6 \end{pmatrix} = 2 + 8 + 18 = 28$$

$$V_1 \cdot V_3 = (1\ 2\ 3) \begin{pmatrix} 2 \\ -1 \\ 0 \end{pmatrix} = 2 - 2 = 0$$

$$V_2 \cdot V_3 = (2\ 4\ 6) \begin{pmatrix} 2 \\ -1 \\ 0 \end{pmatrix} = 4 - 4 = 0.$$

On remarque que, $V_2 = 2V_1$, V_1 et V_2 sont colinéaires et comme le produit scalaire $V_1 \cdot V_3$ est nul. V_1 est orthogonal à V_3.

V_1 et V_3 sont indépendants :

$$\lambda V_1 + \mu V_3 = 0 \Rightarrow \begin{cases} \lambda + 2\mu = 0 \\ 2\lambda - \mu = 0 \Rightarrow \lambda = 0 = \mu. \end{cases}$$

V_1, V_2, V_3 ne constituent pas une base de $\mathbb{R}^3$.

2. L'addition des polynômes, pour laquelle le polynôme P_0 dont tous les coefficients sont nuls est l'élément neutre, est commutative et associative. Enfin tout polynôme $P_K \in \mathcal{P}_n$ possède un opposé $- P_K$.

La multiplication par un scalaire réel est une loi externe pour laquelle 1 est le neutre. Elle est distributive sur $\mathcal{P}_n$ ainsi que sur $\mathbb{R}$.

$\{1, x, x^2, ..., x^n\}$ constitue bien une base de $\mathcal{P}_n$, chacun des monomes qui la constitue est effectivement indépendant des autres puisque de degré différent. Enfin il est clair que tout polynôme $P_K \in \mathcal{P}_n$ est une combinaison linéaire de $1, x, x^2, ..., x^n$, de dimension $n + 1$. Il en est de même de chacun des éléments de

$$\{1, x-1, (x-1)^2, ..., (x-1)^n\}$$

chacun d'eux étant de degré supérieur à ceux qui le précèdent, et donc ne peut en être une combinaison linéaire. Enfin ces polynômes indépendants au nombre de $n + 1$ constituent donc une base.

---

3. Remarquons que $\mathcal{A} \subset \mathbb{R}^3$ mais $\mathcal{A} \neq \mathbb{R}^3$ puisqu'on peut trouver (x, y, z) tel que $x + y + z \neq 0$. Donc Dim $\mathcal{A} < 3$. Par ailleurs $\vec{V}_1 = (1, 0, -1)$ et $\vec{V}_2 = (0, 1, -1)$ appartiennent à $\mathcal{A}$ et sont linéairement indépendants et constituent donc une base de dimension 2 qui est la dimension de $\mathcal{A}$.

4.
$$\alpha = \lambda e_1 + \mu e_2 \qquad (\lambda, \mu \in \mathbb{R})$$

soit

$$-2 = \lambda - \mu ; \quad x = -\lambda + 2\mu ; \quad y = \lambda + 3\mu ; \quad 3 = 2\lambda + \mu$$

on trouve

$$\lambda = \frac{1}{3} ; \quad \mu = \frac{7}{3} \quad \text{et} \quad x = \frac{13}{3} ; \quad y = \frac{22}{3}$$

---

5. *a)* $\tilde{v}A = (1 \quad -1 \quad 2)\begin{pmatrix} 1 & 3 & 2 & 3 \\ 2 & -1 & 1 & -3 \\ 5 & 0 & 4 & -2 \end{pmatrix} = (9 \quad 4 \quad 9 \quad 2)$

$$\tilde{A}v = \begin{pmatrix} 1 & 2 & 5 \\ 3 & -1 & 0 \\ 2 & 1 & 4 \\ 3 & -3 & -2 \end{pmatrix}\begin{pmatrix} 1 \\ -1 \\ 2 \end{pmatrix} = \begin{pmatrix} 9 \\ 4 \\ 9 \\ 2 \end{pmatrix}$$

$\tilde{A}v$ est le transposé de $A\tilde{v}$.

$$b)\ \mathrm{BA} = \begin{pmatrix} 2 & 3 & 4 \\ 3 & 1 & -1 \\ 4 & -1 & 0 \end{pmatrix} \begin{pmatrix} 1 & 3 & 2 & 3 \\ 2 & -1 & 1 & -3 \\ 5 & 0 & 4 & -2 \end{pmatrix}$$

$$= \begin{pmatrix} 28 & 3 & 23 & -11 \\ 0 & 8 & 3 & 8 \\ 2 & 13 & 7 & 15 \end{pmatrix}$$

$$\tilde{\mathrm{A}}\mathrm{B} = \begin{pmatrix} 1 & 2 & 5 \\ 3 & -1 & 0 \\ 2 & 1 & 4 \\ 3 & -3 & -2 \end{pmatrix} \begin{pmatrix} 2 & 3 & 4 \\ 3 & 1 & -1 \\ 4 & -1 & 0 \end{pmatrix} = \begin{pmatrix} 28 & 0 & 2 \\ 3 & 8 & 13 \\ 23 & 3 & 7 \\ -11 & 8 & 15 \end{pmatrix}$$

$\tilde{\mathrm{A}}\mathrm{B} = (\widetilde{\mathrm{BA}})$.

$$c)\ \mathrm{B}v = \begin{pmatrix} 2 & 3 & 4 \\ 3 & 1 & -1 \\ 4 & -1 & 0 \end{pmatrix} \begin{pmatrix} 1 \\ -1 \\ 2 \end{pmatrix} = \begin{pmatrix} 7 \\ -2 \\ 5 \end{pmatrix}$$

$$\tilde{v}\mathrm{B} = (7 \quad -2 \quad 5).$$

On remarque donc que le transposé des produits est égal au produit des transposés, en changeant l'ordre des matrices. Ceci est un résultat très général :

$$(\widetilde{\mathrm{AB}}) = \tilde{\mathrm{B}}\tilde{\mathrm{A}}$$

ici on remarque que $\tilde{\mathrm{B}} = \mathrm{B}$; on dit que B est symétrique.

---

6. a) $\mathrm{A}+\mathrm{B} = \begin{pmatrix} 1 & 2 & 3 \\ 0 & 3 & 0 \end{pmatrix} + \begin{pmatrix} 0 & -2 & -3 \\ 1 & 2 & 3 \end{pmatrix} = \begin{pmatrix} 1 & 0 & 0 \\ 1 & 5 & 3 \end{pmatrix}$

$$\mathrm{A} - \mathrm{B} = \begin{pmatrix} 1 & 4 & 6 \\ -1 & 1 & -3 \end{pmatrix}$$

$$4\mathrm{A} + 3\mathrm{B} = \begin{pmatrix} 4 & 8 & 12 \\ 0 & 12 & 0 \end{pmatrix} + \begin{pmatrix} 0 & -6 & -9 \\ 3 & 6 & 9 \end{pmatrix} = \begin{pmatrix} 4 & 2 & 3 \\ 3 & 18 & 9 \end{pmatrix}.$$

$$b)\ \tilde{\mathrm{A}} = \begin{pmatrix} 1 & 0 \\ 2 & 3 \\ 3 & 0 \end{pmatrix} \quad \tilde{\mathrm{B}} = \begin{pmatrix} 0 & 1 \\ -2 & 2 \\ -3 & 3 \end{pmatrix}$$

$$\tilde{\mathrm{A}}\mathrm{B} = \begin{pmatrix} 1 & 0 \\ 2 & 3 \\ 3 & 0 \end{pmatrix} \begin{pmatrix} 0 & -2 & -3 \\ 1 & 2 & 3 \end{pmatrix} = \begin{pmatrix} 0 & -2 & -3 \\ 3 & 2 & 3 \\ 0 & -6 & -9 \end{pmatrix}$$

$$A\tilde{B} = \begin{pmatrix} 1 & 2 & 3 \\ 0 & 3 & 0 \end{pmatrix} \begin{pmatrix} 0 & 1 \\ -2 & 2 \\ -3 & 3 \end{pmatrix} = \begin{pmatrix} -13 & 14 \\ -6 & 6 \end{pmatrix}$$

c) On ne peut faire le produit A × B car le nombre de lignes de B n'est pas celui du nombre de colonnes de A.

---

7. Calculons A^2, A^3.

$$A^2 = \begin{pmatrix} -5 & -6 & -6 \\ 9 & 10 & 9 \\ -4 & -4 & -3 \end{pmatrix}$$

$$A^3 = A^2 \cdot A = \begin{pmatrix} -1 & -2 & -6 \\ -3 & 2 & 9 \\ 2 & 0 & -3 \end{pmatrix} = A$$

Ainsi A^3 vérifie la propriété demandée ; on généralise aisément par récurrence :

$$\text{Si } A^{2p+1} = A \quad \text{alors} \quad A^{2p+3} = A^{2p+1} \cdot A^2.$$
$$= A \cdot A^2 = A^3 = A$$

2) Supposons que A^{-1} existe, alors puisque $A^3 = A$

on a $$A^3 A^{-1} = AA^{-1} = I$$

soit $$A^2 \cdot AA^{-1} = A^2 I = I = A^2 \qquad (2)$$

Or le calcul précédent de A^2 montre que l'égalité (2) est impossible ($A^2 \neq I$) donc A n'est pas inversible.

---

8. Remplaçons le système (I) par le système (II) qui lui est équivalent :

$$\left.\begin{array}{lll} E_1' \equiv E_1 & \rightarrow & x + y + z = 0 \\ E_2' \equiv 5\,E_1 - E_2 & \rightarrow & 0 + y + 2z = 0 \\ E_3' \equiv 6\,E_1 - E_3 & \rightarrow & 0 \quad 3y + 4z = -1 \end{array}\right\} \qquad \text{(II)}$$

Pour faire disparaître y de la dernière équation passons à (III)

$$\left.\begin{array}{lll} (E_1) & \rightarrow & x + y + z = 0 \\ (E_2') & \rightarrow & 0 \quad y + 2z = 0 \\ (E_3'') \equiv -3\,(E_2') + (E_3') & \rightarrow & 0 \quad 0 - 2z = -1 \end{array}\right\} \qquad \text{(III)}$$

d'où

$$z = +\frac{1}{2} \quad y = -1 \quad x = \frac{1}{2}.$$

---

9. Remplaçons le système (I) par le système (II) qui lui est équivalent soit

$$\left.\begin{array}{ll} (E_1') \equiv (E_1) & x+y+z=m \\ (E_2') \equiv -(E_2)+(E_1) & y(1-m)=m-1 \\ (E_3') \equiv -(E_3)+(E_1) & z(1-m)=-1+m \end{array}\right\} \quad \text{(II)}$$

Si $m \neq 1$

$$z = y = \frac{m-1}{1-m} = -1$$

et

$$x = m - z - y = m + 2$$

Si $m = 1$

les deux dernières équations se réduisent à :

$$0\,y = 0$$

$$0\,z = 0.$$

A tout couple de valeurs (a, b) attribuées à y et z correspondra une valeur de $x = 1 - a - b$ (système à 2 indéterminées).

---

10. Le déterminant des coefficients est

$$\Delta = \begin{vmatrix} 1 & 3 & 5 \\ 10 & 12 & 11 \\ 0 & 2 & 7 \end{vmatrix}.$$

En le développant par rapport à la dernière ligne on trouve

$$\Delta = -2 \times (11 - 50) + 7 \times (12 - 30) = -48.$$

D'où les valeurs des variables

$$x = \frac{\Delta_x}{\Delta} = \frac{\begin{vmatrix} 10 & 3 & 5 \\ 2 & 12 & 11 \\ 5 & 2 & 7 \end{vmatrix}}{-48} = \frac{463}{-48} = -9{,}645\,;$$

$$y = \frac{\Delta_y}{\Delta} = \frac{\begin{vmatrix} 1 & 3 & 10 \\ 10 & 12 & 2 \\ 0 & 2 & 5 \end{vmatrix}}{-48} = 10{,}229\,;$$

$$z = \frac{\Delta_z}{\Delta} = \frac{\begin{vmatrix} 1 & 3 & 10 \\ 10 & 12 & 2 \\ 0 & 2 & 5 \end{vmatrix}}{-48} = \frac{106}{-48} = -2{,}208\,;$$

---

11. Cherchons s'il y a une solution autre que la solution triviale (0, 0, 0).

Le déterminant des coefficients $\begin{vmatrix} 1 & 3 & -2 \\ 1 & -8 & 8 \\ 3 & -2 & 4 \end{vmatrix}$

vaut $1 \times \begin{vmatrix} -8 & 8 \\ -2 & 4 \end{vmatrix} - 3 \begin{vmatrix} 1 & 8 \\ 3 & 4 \end{vmatrix} - 2 \begin{vmatrix} 1 & -8 \\ 3 & -2 \end{vmatrix}$

soit $-16 \quad +3 \times 20 \quad -2 \times 22 \quad = 0.$

Les mineurs n'étant pas nuls, on peut éliminer x des deux dernières équations, ce qui conduit à

$$\begin{cases} x + 3y - 2z = 0 \\ \quad - 11y + 10z = 0 \end{cases}$$

il y a donc une infinité de solutions exprimées en fonction de z

$$y = \frac{10}{11} z$$

$$x = -\frac{8}{11} z$$

---

12. Le déterminant du système est $A = \begin{vmatrix} 2 & 1 & -2 \\ 3 & 2 & +2 \\ 5 & 4 & 3 \end{vmatrix}$

et $\det A = 2 \begin{vmatrix} 2 & 2 \\ 4 & 3 \end{vmatrix} - 1 \begin{vmatrix} 3 & 2 \\ 5 & 3 \end{vmatrix} - 2 \begin{vmatrix} 3 & 2 \\ 5 & 4 \end{vmatrix}$

$= -4 \quad +1 \quad -4$

$= -7$

$$x = \frac{\begin{vmatrix} 10 & 1 & -2 \\ 1 & 2 & 2 \\ 4 & 4 & 3 \end{vmatrix}}{-7} = \frac{-7}{-7} = 1$$

$$y = \frac{\begin{vmatrix} 2 & 10 & -2 \\ 3 & 1 & 2 \\ 5 & 4 & 3 \end{vmatrix}}{-7} = \frac{-14}{-7} = 2$$

$$z = \frac{\begin{vmatrix} 2 & 1 & 10 \\ 3 & 2 & 1 \\ 5 & 4 & 4 \end{vmatrix}}{-7} = \frac{21}{-7} = -3$$

---

13. Le déterminant du système est

$$\Delta = \begin{vmatrix} a & b & 1 \\ 1 & ab & 1 \\ 1 & b & a \end{vmatrix} = b \begin{vmatrix} a & 1 & 1 \\ 1 & a & 1 \\ 1 & 1 & a \end{vmatrix}$$

et après soustraction d'une ligne des deux autres :

$$\Delta = b(a-1)^2(a+2).$$

Si $\Delta \neq 0$ le système est cramérien et admet un système de solutions donné par

$$x = \frac{\begin{vmatrix} 1 & b & 1 \\ b & ab & 1 \\ 1 & b & a \end{vmatrix}}{b(a-1)^2(a+2)} = \frac{a-b}{(a-1)(a+2)}$$

$$y = \frac{\begin{vmatrix} a & 1 & 1 \\ 1 & b & 1 \\ 1 & 1 & a \end{vmatrix}}{b(a-1)^2(a+2)} = \frac{(a-1)[b(a+1)-2]}{b(a-1)^2(a+2)} = \frac{b(a+1)-2}{b(a-1)(a+2)}$$

et

$$z = \frac{\begin{vmatrix} a & b & 1 \\ 1 & ab & b \\ 1 & b & 1 \end{vmatrix}}{b(a-1)^2(a+2)} = \frac{b-a}{(a-1)(a+1)}.$$

Étudions les différents cas de nullité de Δ.

1) $b = 0$.

Il faudra distinguer deux cas $a \neq 1$ et $a = 1$.

Si $a \neq 1$, Δ possède le mineur $\begin{vmatrix} a & 1 \\ 1 & 1 \end{vmatrix}$, d'ordre 2 qui est différent de 0.

Le système est de rang 2 et n'admettra de solutions que si

$$\begin{vmatrix} a & 1 & 1 \\ 1 & 1 & b \\ 1 & a & 1 \end{vmatrix} = 0,$$

ceci impose $a = 1$ valeur exclue par hypothèse, donc le système n'a pas de solution.

Si $a = 1$, tous les mineurs de rang 2 sont nuls et le système est de rang 1. Il admet des solutions si et seulement si les deux mineurs

$$\begin{vmatrix} a & 1 \\ 1 & b \end{vmatrix} \quad \text{et} \quad \begin{vmatrix} a & 1 \\ 1 & 1 \end{vmatrix}$$

sont tous deux nuls or le premier est égal à -1, donc pas de solutions.

En résumé :

$$b = 0 \quad \text{ne conduit pas à une solution.}$$

2) $b \neq 0$ et $a = 1$.

Le système est de rang 1 et n'admet de solution que pour $b = 1$. *Dans ce cas les trois équations du système sont identiques à*

$$x + y + z = 1$$

les solutions dépendent de 2 paramètres.

3) $b \neq 0$ et $a = -2$.

Le système est toujours de rang 2. En choisissant x et z comme inconnues principales et la première et la troisième équation comme équations principales, il n'y aura des solutions que si

$$\begin{vmatrix} -2 & 1 & 1 \\ 1 & -2 & 1 \\ 1 & 1 & b \end{vmatrix} = 0$$

soit pour $b = -2$ et les solutions dépendent d'un paramètre.

---

14. Pour calculer A, retranchons la première ligne de la deuxième et de la troisième, puis développons par rapport à la première colonne :

$$A = \begin{vmatrix} 1 & a & a^2 \\ 0 & b-a & b^2-a^2 \\ 0 & c-a & c^2-a^2 \end{vmatrix} = (b-a)(c-a)[(c+a)-(b+a)]$$

$$= (b-a)(c-a)(c-b).$$

Procédons de même pour B en déduisant la première ligne de la deuxième, et la deuxième de la troisième :

$$B = \begin{vmatrix} 1 & a & a^3 \\ 0 & b-a & b^3-a^3 \\ 0 & c-b & c^3-b^3 \end{vmatrix} = (b-a)(c-b)[c^2+bc+b^2-b^2-a^2-ab]$$

$$= (b-a)(c-b)(c-a)(a+b+c)$$

$$= A(a+b+c)$$

$$C = \begin{vmatrix} 1 & a^2 & a^3 \\ 1 & b^2 & b^3 \\ 1 & c^2 & c^3 \end{vmatrix} = \begin{vmatrix} 1 & a^2 & a^3 \\ 0 & b^2-a^2 & b^3-a^3 \\ 0 & c^2-b^2 & c^3-b^3 \end{vmatrix}$$

et par le même procédé

$$C = (b-a)(c-b)[(b+a)(c^2+cb+b^2)-(b^2+ab+a^2)(c+b)]$$

$$= (b-a)(c-b)(c-a)(bc+ac+ba)$$

$$= A(bc+ac+ab).$$

Le déterminant du système d'équations proposé est justement A, n'est pas nul puisque a, b et c sont distincts.

Donc le système est de Cramer et admet un système unique de solution donné par

$$x = \frac{\begin{vmatrix} -a^3 & a & a^2 \\ -b^3 & b & b^2 \\ -c^3 & c & c^2 \end{vmatrix}}{\mathrm{A}} = -a \cdot b \cdot c \cdot \frac{\begin{vmatrix} a^2 & 1 & a \\ b^2 & 1 & b \\ c^2 & 1 & c \end{vmatrix}}{\mathrm{A}} = -a \cdot b \cdot c \frac{\mathrm{A}}{\mathrm{A}} = -a \cdot b \cdot c.$$

$$y = \frac{\begin{vmatrix} 1 & -a^3 & a^2 \\ 1 & -b^3 & b^2 \\ 1 & -c^3 & c^2 \end{vmatrix}}{\mathrm{A}} = \frac{\mathrm{C}}{\mathrm{A}} = bc + ac + ab$$

et

$$z = \frac{\begin{vmatrix} 1 & a & -a^3 \\ 1 & b & -b^3 \\ 1 & c & -c^3 \end{vmatrix}}{\mathrm{A}} = -\frac{\mathrm{B}}{\mathrm{A}} = -(a + b + c).$$

---

15. Du tableau

$$\begin{bmatrix} 6 & -4 & 1 \\ -4 & 8 & 2 \\ 1 & 7 & 4 \\ 3 & 3 & 4 \end{bmatrix}$$

On peut extraire *un* déterminant d'ordre 3 (sur les 3 dernières lignes par exemple) non nul. Les vecteurs sont donc indépendants.

---

16. L'écriture matricielle de ce système est

$$\begin{pmatrix} 2 & 1 & 3 \\ 3 & 2 & 4 \\ 1 & 2 & -1 \end{pmatrix} \cdot \begin{pmatrix} x \\ y \\ z \end{pmatrix} = \begin{pmatrix} 1 & 0 & 0 \\ 0 & 1 & 0 \\ 0 & 0 & 1 \end{pmatrix} \cdot \begin{pmatrix} 12 \\ 16 \\ -3 \end{pmatrix}$$

et pour effectuer les combinaisons linéaires sur les 2 membres simultanément, considérons le double tableau et indiquons les combinaisons linéaires successivement opérées : les commentaires apparaissant à droite des tableaux explicitent la suite des combinaisons linéaires opérées pour aboutir aux 0 et aux 1 de la matrice unité.

2	1	3	1	0	0	
3	2	4	0	1	0	
1	2	– 1	0	0	1	

2	1	3	1	0	0	1re ligne inchangée
0	– 4	7	0	1	– 3	2e ligne – 3 × 3[e] ligne
0	– 3	5	1	0	– 2	1re ligne – 2 × 3[e] ligne

8	**0**	19	4	1	– 3	4 × 1re ligne + 2[e] ligne
0	– 4	7	0	1	– 3	2e ligne inchangée
0	**0**	$\frac{1}{12}$	$-\frac{1}{3}$	$\frac{1}{4}$	$-\frac{1}{12}$	$\frac{1}{4}$ × 2[e] ligne – $\frac{1}{3}$ × 3[e] ligne

$\frac{8}{19}$	**0**	**0**	$\frac{80}{19}$	$-\frac{56}{19}$	$\frac{16}{19}$	1re ligne × $\frac{1}{19}$ – 3e ligne × 12
0	$-\frac{4}{7}$	**0**	4	$-\frac{20}{7}$	$\frac{4}{7}$	2e ligne × $\frac{1}{7}$ – 3e ligne × 12
0	**0**	$\frac{1}{12}$	$-\frac{1}{3}$	$\frac{1}{4}$	$-\frac{1}{12}$	3e ligne inchangée

1	**0**	**0**	10	– 7	2	1re ligne × $\frac{19}{8}$
0	**1**	**0**	– 7	5	– 1	2e ligne × $-\frac{7}{4}$
0	**0**	**1**	– 4	3	– 1	3e ligne × 12

I

A^{-1} inverse de la matrice A des coefficients

L'interprétation de ce résultat est immédiate

$$\begin{pmatrix} x \\ y \\ z \end{pmatrix} = \begin{pmatrix} 10 & -7 & 2 \\ -7 & 5 & -1 \\ -4 & 3 & -1 \end{pmatrix} \cdot \begin{pmatrix} 12 \\ 16 \\ -3 \end{pmatrix} \text{ soit } \begin{cases} x = 2 \\ y = -1 \\ z = 3 \end{cases}$$

et nous avons ainsi déterminé A^{-1} et résolu le système.

---

17. La méthode des combinaisons linéaires a été utilisée dans d'autres exercices. Une autre méthode possible consiste à poser

$$AX = B \quad \text{où} \quad X = \begin{pmatrix} x \\ y \\ z \end{pmatrix} \quad \text{et} \quad B = \begin{pmatrix} b_1 \\ b_2 \\ b_3 \end{pmatrix}$$

et d'exprimer le vecteur colonne X en fonction des termes de A et de B

$$\begin{pmatrix} 4 & -2 & 1 \\ 2 & -1 & 2 \\ -1 & 2 & 2 \end{pmatrix} \begin{pmatrix} x \\ y \\ z \end{pmatrix} = \begin{pmatrix} b_1 \\ b_2 \\ b_3 \end{pmatrix} \Leftrightarrow \begin{cases} 4x - 2y + z = b_1 & (L_1) \\ 2x - y + 2z = b_2 & (L_2) \\ -x + 2y + 2z = b_3 & (L_3) \end{cases}$$

et d'effectuer des transformations linéaires sur le système d'équations obtenues de sorte qu'on ait les valeurs de x, y et z :

$$\begin{matrix} L_1 + 4L_2 \rightarrow L_1 \\ 2L_3 + L_2 \rightarrow L_2 \\ L_3 \rightarrow L_3 \end{matrix} \begin{cases} 6y + 9z = b_1 + 4b_3 \\ 3y + 6z = b_2 + 2b_3 \\ -x + 2y + 2z = b_3 \end{cases}$$

$$\Downarrow$$

$$L_1 - 2L_2 \rightarrow L_1 \begin{cases} -3z = b_1 - 2b_2 \\ 3y + 6z = b_2 + 2b_3 \\ -x + 2y + 2z = b_3 \end{cases}$$

On en tire $\begin{cases} z = -\frac{1}{3} b_1 + \frac{2}{3} b_2 \\ y = \frac{2}{3} b_1 - b_2 + \frac{2}{3} b_3 \\ x = \frac{2}{3} b_1 - \frac{2}{3} b_2 + \frac{1}{3} b_3 \end{cases}$

soit, pour A^{-1}

$$A^{-1} = \begin{pmatrix} \frac{2}{3} & -\frac{2}{3} & \frac{1}{3} \\ \frac{2}{3} & -1 & \frac{2}{3} \\ -\frac{1}{3} & \frac{2}{3} & 0 \end{pmatrix}$$

---

18. On obtient successivement

$$\begin{aligned} &x + 2y - \ z + \ t = 6 \\ &\mathbf{0} - 5y - 2z + \ t = -12 \\ &\mathbf{0} - 9y + 3z - 5t = -29 \\ &\mathbf{0} \quad y - 2z - \frac{7}{2}t = -18 \end{aligned}$$

puis

$$\begin{aligned} &x + 2y - \ z + \ t = 6 \\ &\mathbf{0} - 5y - 2z + \ t = -12 \\ &\mathbf{0} \ \ \mathbf{0} \quad 33z - 34t = -37 \\ &\mathbf{0} \ \ \mathbf{0} \ -12z - \frac{33}{2}t = -102 \end{aligned}$$

enfin

$$\begin{aligned} &x + 2y - \ z + \ t = 6 \\ &\mathbf{0} - 5y - 2z + \ t = -12 \\ &\mathbf{0} \ \ \mathbf{0} \quad 33z - 34t = -37 \\ &\mathbf{0} \ \ \mathbf{0} \quad \mathbf{0} - 635t = -2\,540 \end{aligned}$$

de la dernière équation nous tirons $t = 4$, puis en reportant cette valeur on obtient $z = 3$ puis $y = 2$ et $x = 1$.

---

19. L'écriture matricielle équivalente est

$$\begin{pmatrix} 3 & 5 & 9 \\ 2 & 3 & 4 \\ 1 & 1 & 1 \end{pmatrix} \cdot \begin{pmatrix} x \\ y \\ z \end{pmatrix} = \begin{pmatrix} 48 \\ 23 \\ 6 \end{pmatrix}$$

Les calculs menés comme dans l'exemple précédent conduisent à

3	5	9	1	0	0	1re ligne – 9 × 3^{e} ligne
2	3	4	0	1	0	2e ligne – 4 × 3^{e} ligne
1	1	1	0	0	1	3e ligne inchangée

– 6	– 4	**0**	1	0	– 9	1re ligne – 4 × 2^{e} ligne
– 2	– 1	**0**	0	1	– 4	2e ligne inchangée
+ 1	1	1	0	0	1	3e ligne – 2e ligne

2	**0**	**0**	– 1	4	7	1re ligne inchangée
– 2	– 1	**0**	0	1	– 4	2e ligne + 1re ligne
– 1	**0**	1	0	1	– 3	3e ligne + $\frac{1}{2}$ × 1re ligne

2	**0**	**0**	1	– 4	7	1re ligne × $\frac{1}{2}$
0	– 1	**0**	1	– 3	3	2e ligne × –1
0	**0**	1	$\frac{1}{2}$	– 1	$\frac{1}{2}$	3e ligne inchangée

1	**0**	**0**	$\frac{1}{2}$	– 2	$\frac{7}{2}$	
0	**1**	**0**	– 1	3	– 3	nous obtenons ainsi A^{-1} l'inverse de la matrice des coefficients A
0	**0**	**1**	$\frac{1}{2}$	– 1	$\frac{1}{2}$	

et la solution du système est donnée par le produit matriciel A^{-1} . B

$$\begin{pmatrix} x \\ y \\ z \end{pmatrix} = \begin{pmatrix} \frac{1}{2} & -2 & \frac{7}{2} \\ -1 & 3 & -3 \\ \frac{1}{2} & -1 & \frac{1}{2} \end{pmatrix} \times \begin{pmatrix} 48 \\ 23 \\ 6 \end{pmatrix} \text{ soit } \begin{cases} x = -1 \\ y = 3 \\ z = 4 \end{cases}$$

20. Effectuons successivement et simultanément sur les lignes de M et de I (matrice unité d'ordre 3) les combinaisons linéaires qui font passer de M à I. Une fois atteint ce résultat, dans le tableau de droite se trouve obtenue M^{-1} ; d'où la résolution :

2	1	3	1	0	0	1re ligne + 3 × 3^{e} ligne
3	2	4	0	1	0	2e ligne + 4 × 3^{e} ligne
1	2	− 1	0	0	1	3e ligne inchangée

5	7	**0**	1	0	3	1re ligne − $\frac{7}{10}$ × 2^{e} ligne
7	10	**0**	0	1	4	2e ligne inchangée
1	2	− 1	0	0	1	3e ligne − $\frac{1}{5}$ × 2^{e} ligne

$\frac{1}{10}$	**0**	**0**	1	$-\frac{7}{10}$	$\frac{1}{5}$	1re ligne inchangée
7	10	**0**	0	1	4	2e ligne − 70 × 1re ligne
$-\frac{2}{5}$	**0**	− 1	0	$-\frac{1}{5}$	$\frac{1}{5}$	3e ligne + 4 × 1re ligne

$\frac{1}{10}$	**0**	**0**	1	$-\frac{7}{10}$	$\frac{1}{5}$	1re ligne × 10
0	10	**0**	− 70	50	− 10	2e ligne × $\frac{1}{10}$
0	**0**	− 1	4	− 3	1	3e ligne × − 1

1	**0**	**0**	10	− 7	2	
0	**1**	**0**	− 7	5	− 1	nous obtenons ainsi l'inverse A^{-1} de la matrice A des coefficients
0	**0**	**1**	− 4	3	− 1	

21. Le polynôme caractéristique est

$$\begin{vmatrix} 4-\lambda & 2 \\ 1 & 3-\lambda \end{vmatrix}$$

et l'équation caractéristique

$$\lambda^2 - 7\lambda + 10 = 0$$

dont les racines sont $\lambda_1 = 2$ et $\lambda_2 = 5$.

Le vecteur propre correspondant à $\lambda_1 = 2$ est défini par :

$$\begin{cases} 4x + 2y = 2x \\ x + 3y = 2y \end{cases}$$

qui se réduit à $x + y = 0$.

On peut prendre $x = 1$, $y = -1$ et $\vec{V} = \begin{bmatrix} 1 \\ -1 \end{bmatrix}$. Le vecteur propre correspondant à $\lambda_2 = 5$ est défini par

$$\begin{cases} 4x + 2y = 5x \\ x + 3y = 5y \end{cases}$$

qui se réduit à $x - 2y = 0$ et $\vec{V} = \begin{bmatrix} 1 \\ 2 \end{bmatrix}$ par exemple.

---

22. Les valeurs propres sont racines de

$$\begin{vmatrix} 1-\lambda & 1 & 1 \\ 0 & 2-\lambda & 1 \\ 0 & 0 & 3-\lambda \end{vmatrix} = 0$$

et en développant par rapport à la troisième ligne, on trouve les trois valeurs propres solutions de

$$(1-\lambda)(2-\lambda)(3-\lambda) = 0$$

soit $\lambda = 1$, $\lambda = 2$, $\lambda = 3$.

Direction propre pour $\lambda = 1$

Le système homogène à résoudre est

$$\begin{cases} (1-\lambda)x + y + z = 0 \\ (2-\lambda)y + z = 0 \\ (3-\lambda)z = 0 \end{cases}$$

et se réduit pour $\lambda = 1$ à

$$\begin{cases} y + z = 0 \\ z = 0 \end{cases} \Leftrightarrow \begin{cases} y = z = 0 \\ x \text{ quelconque} \end{cases}$$

on peut prendre comme vecteur propre associé à $\lambda = 1$ le vecteur $\overrightarrow{V_1} = (1, 0, 0)$ la direction propre étant celle de l'axe des x.

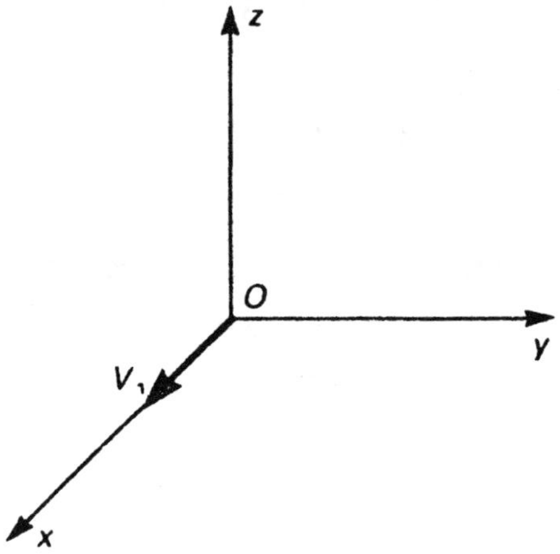

Direction propre pour $\lambda = 2$

Le système homogène se réduit à

$$\begin{cases} -x + y + z = 0 \\ z = 0 \end{cases} \Leftrightarrow \begin{cases} x = y \\ z = 0 \end{cases}$$

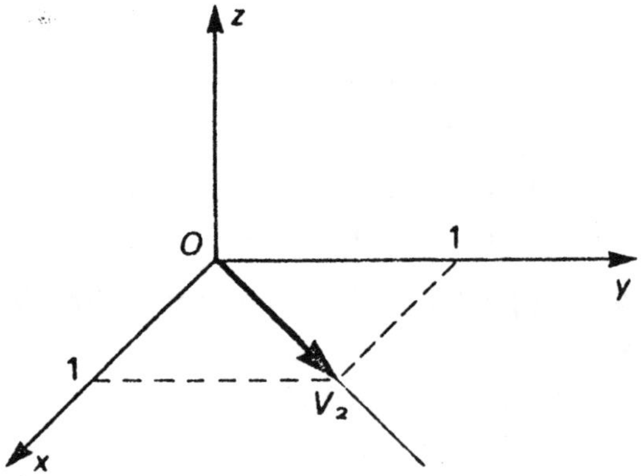

on peut prendre comme vecteur propre

$$\overrightarrow{V_2} = (1, 1, 0).$$

La direction propre est celle de la bissectrice de l'angle $(\overrightarrow{Ox}, \overrightarrow{Oy})$.

Direction propre pour $\lambda = 3$

Le système est équivalent à

$$\begin{cases} -2x + y + z = 0 \\ -y + z = 0 \end{cases} \Leftrightarrow \{ x = y = z$$

on peut prendre pour vecteur propre

$$\overrightarrow{V_3} = (1, 1, 1).$$

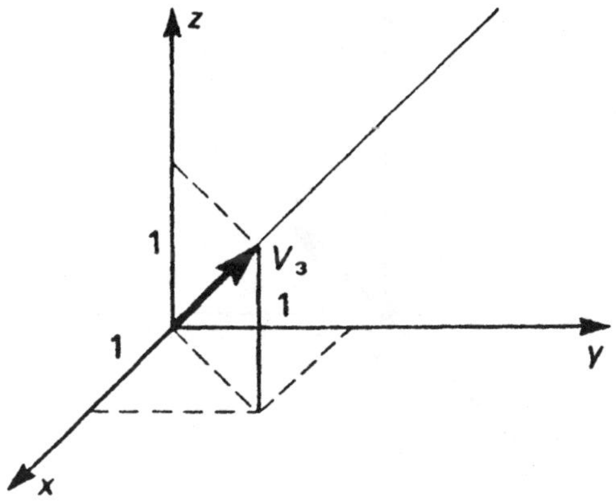

23. La matrice sera régulière si

$$\begin{vmatrix} 1+a & 1-a \\ 1-a & 1+a \end{vmatrix} \neq 0$$

soit $(1 + a)^2 - (1 - a)^2 \neq 0$ soit $a \neq 0$.

Les valeurs propres sont données par

$$\text{dét}\,(M - \lambda I) = 0$$

soit

$$\begin{vmatrix} 1+a-\lambda & 1-a \\ 1-a & 1+a-\lambda \end{vmatrix} = 0$$

ou encore

$$\lambda^2 - 2(1 + a)\lambda + 4a = 0$$

dont les racines sont $\lambda = 2$ et $\lambda = 2a$, qui sont distinctes si $a \neq 1$.

Si $\vec{u}$ est le vecteur propre de composantes X et Y correspondant à $\lambda = 2$ on a :

$$\begin{cases} (1 + a - 2)X + (1 - a)Y = 0 \\ (1 - a)X + (1 + a - 2)Y = 0 \end{cases}$$

d'où $\vec{u} = (1, 1)$ à un facteur multiplicatif près.

Le vecteur propre $\vec{V}$ de composantes X'Y' correspondant à la valeur propre $\lambda = 2a$ est tel que :

$$\begin{cases} (1 + a - 2a)X' + (1 - a)Y' = 0 \\ (1 - a)X' + (1 + a - 2a)Y' = 0 \end{cases}$$

soit $$(1 - a)X' + (1 - a)Y' = 0.$$

Nous obtenons par exemple

$$\vec{v} = (-1, 1).$$

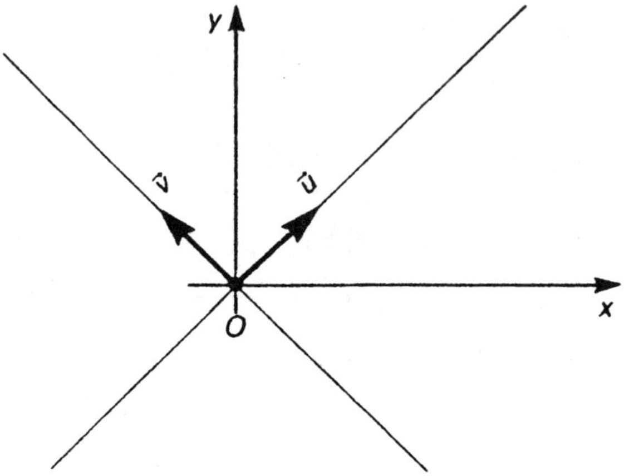

EXERCICE PROPOSÉ

24. Résoudre le système :

$$\begin{cases} x + y - z = 1 \\ 2x + 3y + az = 3 \\ x + ay + 3z = 2 \end{cases}$$

R : si $a \neq 2$ et $a \neq -3$

$$x = 1, \quad y = \frac{1}{a+3}, \quad z = \frac{1}{a+3}$$

si $a = 2$, $x = 5z$ et $y = 1 - 4z$

si $a = -3$, le système est impossible.

050671 - (I) - (1) - OSB 80° - SNE - MNL

Achevé d'imprimer sur les presses de
SNEL Grafics sa
Z.I. des Hauts-Sarts - Zone 3
Rue Fond des Fourches 21 – B-4041 Vottem (Herstal)
Tél +32(0)4 344 65 60 - Fax +32(0)4 286 99 61
août 2006 – 38675

Dépôt légal : août 2006
Dépôt légal de la 1re édition : 2e trimestre 1993

Imprimé en Belgique